1日 효소 단식

KOUSO GA MENEKIRYOKU WO AGERU by Takashi Tsurumi
Copyright © 2011 Takashi Tsurumi
All rights reserved.
Original Japanese edition published by Nagaokashoten, LTD.
Korean translation copyright © 201* by I sang Media Publishing Co.
This Korean edition published by arrangement with Nagaokashoten, LTD., Tokyo, through HonnoKizuna, Inc., Tokyo, and BC Agency

이 책의 한국어판 저작권은 BC에이전시를 통한
저작권자와의 독점계약으로 이상미디어에 있습니다.
저작권법에 의해 한국 내에서 보호를 받는 저작물이므로
무단전재와 복제를 금합니다.

무작정 굶지 말고 효소로 다이어트 하라

1日 효소 단식

츠루미 다카후미 지음 · 박재현 옮김

이상

2013년 3월 25일 초판 1쇄 인쇄
2013년 4월 1일 초판 1쇄 발행

지은이	츠루미 다카후미
옮긴이	박재현
펴낸이	이상규
편집인	김훈태
펴낸곳	이상미디어
등록번호	209-90-85645
등록일자	2008.09.30
주소	서울시 성북구 하월곡동 196
대표전화	(02) 913-8888
팩스	(02) 913-7711
E-mail	leesangbooks@gmail.com
ISBN	978-89-94478-30-2

머리말

최근 효소가 몸에 좋다는 사실이 널리 알려지면서 '효소 붐'이 일어나고 있다. 하지만 효소의 중요성이 알려지기 시작한 것은 불과 10여 년 전의 일이다. 본격적으로 효소가 세상에 알려지기 시작한 계기는 1985년 미국에서 출간된 에드워드 하웰(Edward Howell) 박사의 《효소영양학Enzyme Nutrition》이라는 책 덕분이었다.

미국에서는 이 책의 내용을 중시하여 1990년대부터 모든 의과대학의 교재에 효소영양학을 소개하면서 학문의 범위로 적극적으로 포함시켰다. 그리고 지금은 모든 의과대학의 교육과정에서 '효소'는 결코 빠지지 않는다.

하웰 박사의 《효소영양학》의 내용 중 일부를 1998년에 일본에 처음 소개한 사람이 바로 나다.

그 후 나는 2003년 《슈퍼효소 의료》를 비롯하여 끊임없이 효소 관련 책을 펴내고 있다. 효소에 관한 책만도 벌써 10권이 넘는다. 자랑 아닌 자랑이겠지만 내가 책이나 잡지 등의 다양한 매체에 쉬지 않고 효소에 관한 글을 기고하면서 효소가 지금처럼 주목받게 되었다고 해도 지나친 말은 아니다.

하웰 박사의 책이 발표된 지 벌써 30년이 다 되어간다. 그동안 미국에서 효소를 연구하는 학자들은 끊임없이 새로운 연구를 시도해왔다. 그중에서도 휴스턴의 딕키 휠러(DicQie Fuller)나 마하만 마마두 박사의 연구는 특히 훌륭하다. 나는 이들이 발표하는 새로운 연구결과에 늘 촉각을 세우고 있다. 내가 효소에 관한 책을 계속해서 출간할 수 있었던 것도 그들의 새로운 정보가 큰 힘이 되었기 때문이다.

당신이 지금 들고 있는 이 책에는 지금까지 소개되지 않았던 효소에 관한 획기적인 내용이 담겨 있다고 자부한다. 영양학에 대한 완전히 새로운 관점과 지식으로 가득하기 때문이다. 그 내용들은 무척 신기하고 놀랍지만 누구나 따라 할 수 있는 실천 가능한 것들이다.

당신이 이 책을 읽고 식이요법과 생활습관을 바꾸고 꾸준히 실천한다면 지금보다 더욱 건강해질 것이다.

_츠루미 다카후미

차례

0장 효소가 면역력을 결정한다

면역력을 높이는 7가지 생활 원칙 **14**
효소가 부족하면 면역력이 떨어진다 **19**
사람은 효소 없이 살 수 없다 **22**

1장 효소는 어떻게 면역력을 높이는가

암세포의 공격을 방어하는 면역 시스템 **28**
면역기능의 80퍼센트는 장에 있다 **31**
장에 유익균이 많을수록 면역력은 높아진다 **33**
효소를 섭취하지 않는 식생활이 문제다! **35**
대변 상태로 면역력을 확인하라 **37**
식이섬유가 대장암의 위험을 낮춘다 **41**
식이섬유가 많은 음식을 찾아라 **45**
9번째 영양소, 효소의 발견 **49**
가열 조리한 음식만으로는 건강해질 수 없다 **50**

미국의 동물원에서 건강의 비결을 배우다 **52**
왜 체내 효소의 양이 면역력을 좌우하는가? **55**
효소를 섭취하는 사람의 면역력은 강하다 **59**
체형이 다르면 부족한 효소도 다르다 **61**

2장 효소가 부족하면 병에 걸린다

야생동물은 왜 동맥경화에 걸리지 않을까? **68**
모유에는 면역력을 높이는 효소가 풍부하다 **71**
나이가 들수록 효소는 고갈된다 **74**
효소가 부족하면 늙고 병에 걸리기 쉽다 **75**
효소 중심의 생체 리듬을 지키자 **77**
아침식사를 무리해서 먹을 필요는 없다! **80**
컨디션이 나쁠 때는 음식을 먹지 마라 **83**
인간의 위는 원래 두 개였다? **85**
먼저 효소가 풍부한 음식부터 섭취하자 **86**
효소를 효율적으로 섭취하는 방법 **89**

3장 효소가 부족해지는 생활을 멀리 하라

8할도 많다! 6할만 먹자 **94**
과식과 야식은 효소를 낭비시킨다 **95**
3대 영양소의 과잉섭취 금지! **97**
몸에 좋은 지방과 먹지 말아야 할 지방 **99**
면역력을 떨어뜨리는 음식 **104**
효소를 괴롭히고 면역력을 떨어뜨리는 약 **108**
씨앗이나 현미를 먹을 때 주의사항 **112**
격한 운동은 면역력을 떨어뜨린다? **114**

4장 효소는 여자의 몸을 아름답게 만든다

아름다워지기 위해 버려야 할 편견 **120**
칼로리를 줄이면 살이 저절로 빠질까? **124**
지방과 설탕을 동시에 섭취하면 최악이다 **125**
효소로 건강한 다이어트를 할 수 있다 **127**
여성 호르몬과 효소의 관계 **128**
붓기 해소에는 효소와 발마사지가 좋다 **130**
기미와 주름의 원인은 설탕과 산화된 지방 **132**

5장 어떻게 효소를 섭취할 것인가

갈면 효소가 2~3배 늘어난다 **138**
과일은 육류 단백질의 소화를 돕는다 **141**
발효식품으로 장내 환경을 개선하라 **143**
채소, 과일, 동물성 단백질의 기본적인 섭취법 **144**
매일 아침 먹으면 좋은 효소 주스 **146**
효소 주스 만드는 법 **148**
점심과 저녁식사로 효소를 섭취하는 방법 **152**
간단한 레시피로 집에서 효소를 섭취하자 **155**

6장 체내 효소를 높이는 생활습관

잡곡을 주식으로 하면 건강해진다 **168**
음식물의 혈당지수를 꼼꼼히 체크하자! **169**
밤 12시 전에는 무조건 잠에 들어라 **173**
하루 1만보를 걸으면 면역력이 높아진다 **175**
족욕이나 반신욕으로 체온을 높여라 **177**
효소 단식으로 면역력을 높여라 **182**
담배와 술은 효소를 낭비한다 **187**
활성산소의 작용을 억제하는 수소 **189**
부정적 감정은 빨리 해소하라 **191**

0장

효소가 면역력을 결정한다

면역력이 떨어지면 감기와 두통 같은 가벼운 질환부터 각종 암과 같은 심각한 질병에 걸릴 위험이 높아진다. 면역기능의 80퍼센트는 장과 관련 있으며, 장내 환경이 좋아야 면역기능도 정상적으로 활동한다. 장에는 유익균과 유해균이 서로 균형을 잡고 있는데, 장내 환경을 개선하기 위해서는 무엇보다 효소의 역할이 중요하다.

면역력을 높이는 7가지 생활 원칙

여기서 소개하는 7가지 방법을 실천하다 보면 몸이 점차 건강해지고 있다는 느낌을 받게 될 것이다. 식사를 중심으로 자신의 생활습관을 되돌아보자. 마음만 먹으면 오늘부터 당장 시작할 수 있다. 3개월도 지나지 않아서 효소에 의한 면역력 향상을 실감할 수 있을 것이다. 현대인들이 각종 암과 생활습관성 질환에 시달리는 것은 면역력이 떨어졌기 때문인데, 결국 건강해지기 위해서는 면역력을 높여야 한다. 자, 지금부터 시작해보자.

1 : 식사는 신선한 채소로 시작한다

식사를 시작할 때는 신선한 채소나 과일을 먼저 먹어야 한다. 효소는 신선한 채소나 과일에 많아 효소를 먼저 위로 보내면 이후의 소화과정을 돕는 강력한 힘이 된다. 이것만으로도 체내 효소의 양이 점차 증가한다.

효소는 48도 이상으로 가열하면 죽기 때문에 날 것으로 먹는 것이 중요하다. 아무래도 육류나 기름진 음식에 먼저 젓가락이 가는 경향이 있는 사람들은 좀 참도록 한다. 식사할 때는 일단 신선한 채소나 과일을 먹는 습관을 들이자. 채소를 통해 먼저 포만감을 느끼면 그만큼 탄수화물이나 단백질의 과다 섭취를 줄일 수 있다.

2 : 아침식사에는 과일과 신선한 채소가 좋다

전날 야식과 과음을 해놓고도 아침식사로 밥과 국 혹은 토스트와 우유를 먹는 사람이 있다면 깊이 반성해야 한다. 현대인들의 생활 패턴을 고려해보면 아침식사는 신선한 채소나 과일만 먹어도 충분하다. 사람의 위는 음식물을 소화시키는 데 2~6시간 정도 걸린다. 위가 쉼 없이 소화운동을 하면 위는 지칠 수밖에 없다. 아침에 잘 먹으면 모처럼 수면으로 휴식 상태이던 위에 갑자기 많은 일을 시키게 된다. 휴식 시간이 부족한 상태에서 느닷없이 운동해야 하는 위는 곧 지치고 만다. 이때 가열한 음식물을 소화하기 위하여 다량의 효소가 소모되기도 한다. 그 때문에 더욱더 효소 부족 상태가 된다.

아침식사는 되도록 신선한 채소나 과일만으로 간단히 하자(전날 밤 취침 전 4시간 이전에 적당한 양의 저녁식사를 마쳤거나 오전부터 격렬한 노동을 해야 하는 경우는 제외). 이것을 아침식사의 기본으로 삼자.

3 : 식이섬유를 충분히 섭취한다

식이섬유가 다량으로 들어간 것으로는 해초나 버섯류, 우엉, 고구마 등을 꼽을 수 있다. 이것들은 대변의 재료가 되고, 장을 깨끗하게 비우고 건강하게 만들어주는 중요한 음식물이다. 장은 면역력과 매우 밀접한 연관이 있다.

 장이 건강하다는 말은 충분한 양의 좋은 변을 보고 있다는 의미로도 해석할 수 있다. 변비나 설사를 하는 사람은 면역력이 떨어져 있는 경우가 많다. 식이섬유가 풍부한 음식을 충분히 섭취하여 좋은 변을 많이 배출해야 한다.

4 : 몸을 따뜻하게 유지한다

요즘에는 남녀를 불문하고 모두 몸이 차다. 몸이 차면 혈액순환이 정체되어 온몸 구석구석에 혈액과 영양분이 충분히 공급되지 않을 뿐 아니라 노폐물이 몸에 과다하게 쌓이게 된다. 게다가 면역력을 높여주는 장의 기능도 둔해진다. 따라서 몸을 따뜻하게 하는 생활을 유지해야 한다. 겨울철은 물론, 최근에는 여름철에도 에어컨을 지나치게 가동시키는 경우가 많아 의외로 몸이 차가워진다. 6장에서 소개하는 반신욕으로 몸속부터 따뜻하게 하자.

5 : 60퍼센트만 채우는 소식을 습관화한다

과식의 이점은 단 한 가지도 없다. 소화과정에서 다량의 효소를 소모할 뿐 아니라, 소화되지 못한 음식 찌꺼기가 장에서 부패하여 장내 환경을 악화시켜 면역력 저하로 이어진다. 게다가 체중도 늘어나 다양한 비만 합병증을 유발할 수 있으므로 언제나 배를 60퍼센트 정도만 채운다는 생각으로 식사를 끝마쳐야 한다.

 게다가 때때로 단식하는 것도 좋다. 단식은 효소의 기능을 최적화할 수 있는 가장 좋은 방법이다. 음식물을 섭취하지 않는다는 것은 곧 위를 쉬게 한다는 것을 의미하므로 효소가 소화로 낭비되지 않고 온전히 대사를 위해 쓰이기 때문에 신진대사가 원활해진다. 6장에 소개되는 '단식'에도 도전해보자.

6 : 7시간 이상 질 좋은 수면을 취한다

체내 효소는 우리가 잠자고 있는 동안에 만들어진다. 따라서 좋은 수면은 효소 생성에 결코 빠뜨릴 수 없는 중요한 요소다. 대사를 촉진하고 새로운 세포를 생성하는 시간도 잠자고 있을 때다. 반드시 숙면을 취하도록 한다. 단, 무조건 오래 자면 좋은 것은 아니다. 늦어도 자정 전에는 잠자리에 들어 7~8시간 수면을 취하는 것이 이상적이다. 양질의 수면을 취하고 효소를 양산할 수 있는 건강한 몸을 만들자.

7 : 활성산소를 제거한다

효소의 기능을 저해하고 다량으로 소비하게끔 만드는 것은 스트레스, 흡연, 과음, 수면부족이다. 이것은 노화의 원인이기도 한데, 유해한 '활성산소'를 발생시켜 효소를 효율적으로 사용하지 못하도록 만든다. 활성산소는 호흡과정에서 몸속으로 들어간 산소가 여러 가지 체내 대사과정을 거치면서 생산되는 '산화력이 강한' 유해산소다. 우리 몸속에 활성산소가 많아지면 활성산소는 산화작용을 일으킨다. 결국 세포막, DNA, 그 외의 모든 세포 구조를 손상시키고 세포는 본래 기능을 잃거나 변질된다.

활성산소가 끊임없이 만들어지면 면역력이 단숨에 떨어지고, 효소를 아무리 보충해도 허비되는 양이 많아 결국 효소 부족 상태를 만들어 더욱 건강하지 못한 몸이 된다. 효소를 효과적으로 사용하고 싶다면 나쁜 생활습관을 올바르게 개선해야 한다. 그것이 건강으로 가는 가장 빠른 지름길이다.

효소가 부족하면 면역력이 떨어진다

면역력을 높이기 위해서는 효소를 빠뜨릴 수 없다. 그리고 장내 환경도 유익균과 유해균이 균형을 잡도록 개선해야 한다. 그렇다면 면역력이란 무엇일까? 또 효소란 무엇일까? 자신의 건강을 지키기 위해서 반드시 알아야 할 것들이다.

이 책을 읽는 당신은 건강에 대해 걱정을 많이 하고 있는가? 질병이라고 하기엔 그렇지만 몸에서 이런저런 이상신호가 감지되고 그로 인해 고민하고 있지는 않은가? 어깨 결림이나 두통에 시달리거나 최근 들어 부쩍 감기에 쉽게 걸릴지도 모른다. 아니면 대사증후군이 신경 쓰이는가?(대사증후군이란 만성적인 대사 장애로 인하여 당뇨병, 고혈압, 고지혈증, 비만, 동맥경화증 등의 여러 가지 질환이 한꺼번에 일어날 가능성이 높은 상태를 일컫는다. 혈당과 혈압, 콜레스테롤, 복부둘레, 중성지방 수치 등을 통하여 판단한다)

몸에서 어떤 신체적 부조화가 감지된다면 면역력이 저하되었기 때문이라고 할 수 있다. 그것은 곧 효소 부족이 원인이다. 따라서 자신이 얼마만큼 효소가 부족한 상태인지에 대하여 먼저 체크해보자. 자, 지금부터 다음 페이지의 질문에 답해보면서 자신의 '효소력'을 점검해보자.

당신은 몇 가지나 해당되는가? 이들 증상은 모두 효소 부족 때문에 유발되는 증상일 수 있다. 유감스럽게도 체크한 수가 많은 사람일수록 효소가 부족하여 면역력이 떨어져 있는 상태다. 체크한 수가 적은 사람도 결코 방심해서는 안 된다. 나이를 먹을수록 체내 효소는 점차 줄어든다. 오늘부터라도 충분한 효소를 섭취하도록 하자.

효소 부족 상태를 스스로 점검하자!

- [ ] 쉽게 지치고 몸이 나른하다
- [ ] 가끔 두통이 있고 머리가 무겁다
- [ ] 의욕이 생기지 않는다
- [ ] 현기증이나 이명이 있다
- [ ] 변이나 방귀에서 심한 냄새가 난다
- [ ] 변비 혹은 설사를 자주 한다
- [ ] 오줌이 지리고 색이 짙다
- [ ] 오줌발이 약하다
- [ ] 손발이 차다
- [ ] 트림이 자주 나고 속쓰림이 있다
- [ ] 구취가 있다
- [ ] 피로감이 해소되지 않는다
- [ ] 어깨 결림이나 요통이 있다
- [ ] 관절이 아프다
- [ ] 식후에 졸립다
- [ ] 눈 밑에 다크서클이 있다
- [ ] 피부가 거칠고 이유 없이 가렵다
- [ ] 나이에 비해 흰머리가 많다
- [ ] 헛기침이 자주 난다
- [ ] 다리에 자주 쥐가 난다
- [ ] 냉증이나 부종이 있다
- [ ] (여성의 경우) 생리불순이나 생리통이 있다

사람은 효소 없이 살 수 없다

신체적 부조화가 모두 효소 때문이라 해도 그것이 어떤 의미인지 이해하기 어려울지 모른다. 면역력의 저하는 효소가 부족하기 때문이라니 무슨 의미일까? 게다가 효소란 무엇일까? 이런 의문을 갖는 사람도 적지 않을 것이다. 효소와 면역력 그리고 건강의 상관관계에 대해 간단히 살펴보면 다음과 같다.

피로, 어깨 결림, 변비 등의 신체적 부조화가 있다

▼

신체적 부조화는 면역력 저하가 원인이다

▼

면역을 관장하는 것은 장이다

▼

장이 건강하면 면역력이 향상된다

▼

장내환경을 개선해야 한다

결론 ▶ 신체적 부조화를 개선하기 위해서는 충분한 효소를 섭취해야 한다!

결국 면역력을 높이고 신체적 부조화를 해소하기 위해서는 효소를 충분히 섭취해야 한다. 그래서 이 책에서는 효소를 효율적으로 섭취하기 위한 방법을 소개할 것이다. '효소'라는 말을 듣고 세제의 효소를 먼저 떠올리는 사람도 적지 않을 것이다. 분명 그것도 효소이기는 하지만 여기서 소개하는 것은 사람의 몸속에 존재하는 효소다.

우리 몸속에는 틀림없이 효소가 존재한다. 왜냐하면 효소가 없으면 살아갈 수 없기 때문이다. 음식물을 에너지로 바꾸는 것도 효소다. 호흡하거나 손발을 움직이거나 장기가 제 기능을 하고, 두뇌활동을 하고, 노폐물을 몸 밖으로 배출하는 것도 효소의 힘이 있기에 가능하다. 우리가 살아가는 온갖 생명 활동은 효소의 작용에 의해 일어난다.

그러나 유감스럽게도 체내에 존재하는 효소에는 한계가 있다. 나이를 먹고, 사용하면 할수록 효소의 양은 줄어든다. 따라서 늘 새로운 효소를 보충해줘야 한다. 게다가 가급적 효소를 낭비하지 않아야 한다. 그 같은 사실을 모른 채 생활하다가 효소 부족 상태가 발생하면, 면역력이 저하된다. 그러면 몸의 균형과 조화가 깨지고 더 나아가 암을 비롯한 각종 심각한 질병을 일으킬 가능성이 높아진다.

늘 피로가 쌓여 있고 어딘가 아프고 쾌변을 보지 못하며 냉증이 있는 상태가 장기간 지속된다면, 또는 당뇨병이나 비만, 고혈압 같은 생활습관병이나 대사증후군이 걱정된다면 효소를 섭취할 필요가 있다.

자신이 지금 어떤 생활을 하고 있는지를 되돌아보기만 해도 효소를 효율적으로 사용할 수 있다. 건강하게 살아가기 위해서 결코 없어서는 안 되는 효소에 대해 공부하자! 이 같은 효소를 좀 더 똑똑하게 활용하여 활력 넘치는 생활을 보낸다면 건강과 장수는 저절로 따라온다.

사람의 '장(腸)'은 나무의 '뿌리'와 같다

우리는 음식을 섭취하고 물을 마시고 공기를 마시며 살아간다. 나무에 비유하자면, 나뭇가지와 기둥은 골격과 근육, 잎은 산소나 이산화탄소의 교환이 이루어지는 폐, 수액은 혈액이나 림프액에 해당한다. 토양에서 영양분이나 수분을 뿌리로 흡수할 수 있다면 비록 시든 나무라도 곧 되살아난다.

그 뿌리는 장(소장)에 해당한다. 장에는 면역세포가 모여 있다. 따라서 장은 매우 중요하여 그 환경에 따라 면역력은 크게 좌우된다. 또한 토양은 장 속에 있는 음식물이다. 토양이 오염되면 나무는 약해져 결국 죽는다. 인간의 생명 유지도 이와 같아서 좋지 않은 것을 먹으면 병에 걸리고 경우에 따라서는 죽기도 하는데, 음식만 좋으면 건강하게 지낼 수 있다.

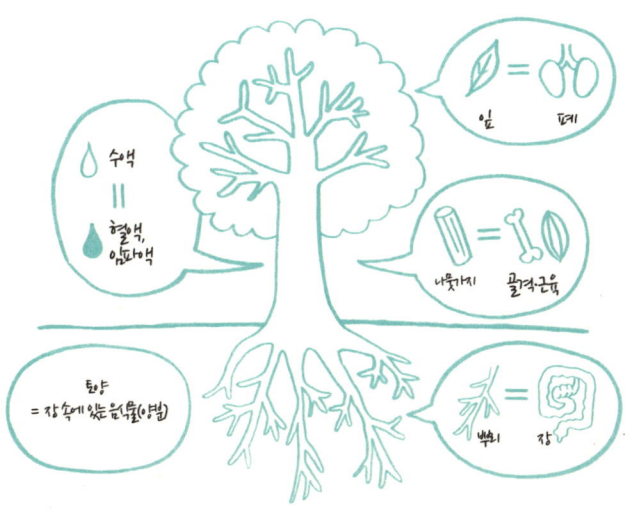

1장

효소는 어떻게 면역력을 높이는가

소화와 흡수뿐만 아니라 면역력에도 관여하는 장은 동물에게 없어서는 안 되는 중요한 기관이다. 해파리나 불가사리처럼 뇌나 척추, 심장이 없는 동물은 있어도 장이 없는 동물은 없다. 그만큼 장은 외부로부터 에너지원을 얻기 위해서 중요하다. 그런 장을 건강하게 만들기 위해서 무엇보다 효소가 필요하다. 면역력을 높이는 효소와 우리 몸의 관계를 자세하게 살펴보자.

암세포의 공격을 방어하는 면역 시스템

요즘 일본인 3명 중 1명은 평생에 한 번은 암에 걸리는 시대다. 일본인의 사망원인 1위도 암이고 앞으로도 줄어들 기미는 보이지 않는다.

인간의 몸에는 하루 1조 개 이상의 세포가 파괴되는 동시에 새롭게 만들어진다. 시험관 안에서 1조 개의 세포를 증식시키면 수 천 개의 돌연변이 세포, 즉 암세포가 발생한다. 건강한 사람도 잠자는 동안에 3천 개에서 수 만 개 이상의 암세포가 생기는데, 평생 동안 10억 회나 암세포가 발생할 위험이 있는 셈이다.

그럼에도 불구하고 우리는 좀처럼 암에 걸리지 않는 이유는 무엇일까? 그것은 체내에 면역 시스템을 갖추고 있기 때문이다. 면역 시스템이 암세포의 증식을 억제하기 때문에 건강한 사람들은 쉽게 암에 걸리지 않는다. 우리 몸의 면역 시스템은 정상적인 세포에서 만들어진 암조차 파괴할 수 있는 놀라운 힘을 가지고 있다.

면역 시스템은 우리 몸에서 자생적으로 생기는 암세포뿐만 아니라 몸 밖에서 들어온 위험물질로부터 몸을 지킨다. 이런 위험물질에는 세균이나 바이러스, 진균과 같은 병원체 등이 있다. 면역 시스템에는 백혈구가 관여한다. 백혈구의 구성물질인 과립구는 세균처럼 비교적 큰 이물질을 처치하고 림프구는 바이러스처럼 작은 이물질을 공격한다. 면역 시스템이 정상적으로 기능하면 외부에서 침입한 위험물질을 찾아내어 방어력을 결집시키고 공격하여 몸을 지킨다.

그러나 어떤 힘에 의해 위험물질을 방어하는 면역 기능이 약해지면 암세포나 병원체는 우리 몸속에서 맹위를 떨친다. 면역력은 20살을 전후로 전성기를 보내다가 점차 저하되어 40살에는 20살 때의 2분의 1, 50살에는 3분의 1 수준으로 뚝 떨어진다.

따라서 면역력을 높여 병에 걸리지 않는 몸을 어떻게 만드느냐가 건강하게 장수하는 비결이 된다. 모든 질병으로부터 몸을 지키기 위해서는 면역력을 높여야 한다.

면역에는 자연면역과 획득면역이 있다. 간단히 말해, 자연면역은 사람이 태어나면서 가지고 있는 면역이고, 획득면역이란 여러 가지 병원체에 감염됨에 따라 후천적으로 몸에 생기는 면역을 말한다.

자연면역은 몸을 강하게 하거나 저항력을 전체적으로 높이는 면역으로서 최근 특히 주목받고 있다. 예를 들어 A씨는 1년에 두세 번 감기에 걸리지만 B씨는 전혀 걸리지 않고, C씨는 늘 감기를 달고 산다면 이런 차이는 어디서 오는 것일까? 각자 가지고 있는 자연면역이 강하거나 약하기 때문이다. 자연면역은 나이의 영향을 받기 때문에 나이를 먹으면서 점차 저하된다. 40대 이후의 중년이나 노년기에 각종 병에 쉽게 걸리는 것은 이 때문이다.

암도 그 중 하나로 고령이 될수록 암 발병률은 높아지고, 젊고 어릴수록 낮아지는 경향은 자연면역의 영향 때문이다.

한편 우리 몸은 외부의 병원체(항원)가 체내에 들어왔을 때 그것에 저항하여 항체(항원에 대항하기 위해 혈액에서 만들어진 물질)를 만드는데, 그 항체가 형성되면 다음에 똑같은 항원이 들어오더라도 같은 병에 걸리지 않는다. 이것이 획득면역이다. A라는 병원체에 대한 면역을 획득하면 A에 대해서는 강해진다. 그러나 A의 항원에는 A의 항체만 작용하고, B의 항원에는 B의 항체로만 대응하는 특성이 있다.

또한 자연면역만으로는 모든 질병을 막을 수 없고, 혈액 속에 흐르는 독소나 작은 병원체, 세포에 침입한 병원체에 대해서는 획득면역이 보다 순조롭게 대처한다. 단, 자연면역이 병원체를 폭넓게 감지하는 데 비해 획득면역은 우연히 만난 병원체밖에 반응하지 않는다는 특성이 있다.

두 가지 면역을 함께 높여야 면역력은 향상된다. 결국 나이를 먹으면서 면역력이 약해지는 것은 자연스러운 현상이므로 자연면역과 함께 획득면역을 높여야 한다.

면역기능의 80퍼센트는 장에 있다

최근 면역기능의 70퍼센트가 소장에, 10퍼센트가 대장에 있다는 사실이 밝혀졌다. 결국 80퍼센트에 육박하는 면역력을 장(정확히는 소장의 점막에 있다)이 맡고 있는 것이다. 지금까지 그다지 알려지지 않은 사실로 최근 면역학에서는 소장의 점막을 두고 '면역력의 신대륙', '면역의 신세계'라 부른다.

흔히 소장을 가리켜 '안이자 곧 밖'이라고 말한다. 몸속 깊

숙이 있지만 사실은 외부에서 들어온 음식물과 접촉하고 있기 때문이다. 실제로 입이나 코의 점막은 식도나 기관지, 폐, 나아가 식도나 위, 소장, 대장을 지나 항문까지 이어져 있다. 점막이라는 장벽을 통해 소장은 외부와 접하고 있는 것이다.

그 때문에 장은 몸에 필요한 영양을 흡수하는 장소일 뿐만 아니라 외부에서 침입해오는 온갖 이물질, 병원균, 유해물질이 들어오지 못하도록 저지하는 장소로 강한 저항력을 가지고 있어야 한다. 소장의 길이는 무려 7미터에 이르고 그 점막의 면적은 성인의 경우 테니스코트의 약 1.5배 만큼 넓은 것도 그런 이유 때문이다. 실로 많은 면역기능이 장에 집중되어 있으며 외부의 이물질에 끊임없이 대응하고 있다.

단, 면역기능의 98퍼센트는 잠자고 있다. 그것은 장내의 유익균이 부족하기 때문이다. 장이 유익균으로 가득할 때, 비로소 모든 면역기능은 활성화된다. 결국 면역력을 높이기 위해서는 장내 유익균을 증식시키고 그들이 원활하게 활동할 수 있도록 장내 환경을 개선해야 한다. 그러기 위해서 가장 필요한 것은 무엇일까?

바로 식이섬유와 효소다. 건강의 열쇠를 쥐고 있는 장내 유익균을 늘리고 장내 환경을 개선하기 위해서는 어떻게 해야 할까?

장에 유익균이 많을수록 면역력은 높아진다

장 건강을 지키기 위해서는 장내 유익균을 더욱 활성화시켜야 한다. 유익균에는 유산균과 비피더스균 등이 있는데, 외부에서 들어온 유해한 균에 대처하고 면역력을 높이는 작용을 한다. 유익균과 반대로 우리 몸에 해로운 기능을 하는 유해균에는 웰시균, 포도구균 등이 있고 장내를 부패시켜 발암성 물질이나 독소가 있는 유해물질을 생성하여 몸의 저항력을 약화시킨다.

소화가 잘되지 않는 음식물을 계속 먹거나 과식하는 식생활을 반복하면 장에는 유해균이 증식한다. 장내세균의 총량은 거의 정해져 있어서 유익균이 증가하면 유해균은 감소하고, 유해균이 증가하면 유익균은 감소한다.

나이를 먹으면 쉽게 암에 걸리고 생활습관성 질환을 일으키는 것은 장내세균 중 유익균이 줄고 독소나 유해균으로 가득 차기 때문이다. 막 태어난 아기의 장은 유익균으로 가득한데, 유익균의 대표 주자인 비피더스균은 40살을 전후로 급속히 감소하여 장의 면역력을 저하시킨다.

더욱이 유해균이 만들어내는 유독물질은 그대로 장으로 흡수되어 혈액을 더럽히고 만성피로나 피부 트러블, 간 기능장애의 원인이 되고, 고혈압이나 동맥경화를 비롯하여 노화를 촉진하는 나쁜 결과로 이어진다.

반대로, 나이를 먹어도 장내에서 유익균이 우세하면 건강하게 장수할 수 있다. 면역의 대부분은 장이 맡고 있다는 사실을 명심한다면 우리 몸에 해로운 음식이나 과식을 삼가게 될 것이다.

장내세균의 균형만 유지할 수 있다면 면역력은 자연히 높아진다. 결국 어떤 신체적 부조화도 정상적인 상태로 회복될 수 있다. 식사 때마다 과식을 하거나 소화가 잘 안 되는 인스턴트 식품을 습관적으로 먹는다면 장내 유익균과 유해균의 균형 상태는 무너지고 건강도 요원한 일이 될 수밖에 없다.

효소를 섭취하지 않는 식생활이 문제다!

일본인은 다른 어떤 나라보다 평균수명이 길고 일본은 장수국가이다. 그러나 30년 후에도 과연 그럴까? 일본이 현재 장수국가인 이유는 70세 이상의 사람들이 건강하기 때문인데, 지금의 초등학생이 과연 몇 십 년 뒤에도 지금의 노인들처럼 건강하게 장수한다는 보장은 없다. 왜냐하면 그들이 먹는 음식이나 장내 상태가 결코 바람직하지 않기 때문이다.

일본이 세계적으로 장수국가로 자리매김할 수 있었던 것은 현재 70세 이상의 노인들의 식생활이 효소영양학적인 측면에서 매우 훌륭하기 때문이다. 고기보다 생선, 생선보다 채소를 많이 섭취하고 채소절임 반찬, 된장이나 나토 같은 우수한 효소식품을 먹고 조나 수수처럼 식이섬유가 풍부한 잡곡을 주식으로 한 식생활 덕분이다. 어떤 사람들은 저칼로리였기 때문이라 말하지만, 꼭 그렇지만은 않다. 그들은 소화에 부담이 되지 않고 효소를 낭비하지 않는 가장 좋은 식사를 매일 즐겼던 것이다.

그런데 최근 몇 십 년 동안 일본의 식생활은 크게 달라졌다.

가공식품은 편의점이나 슈퍼, 패스트푸드점에 넘쳐나고 끊임없이 식욕을 자극하는 광고가 펼쳐진다. 고기나 생선으로 단백질을 섭취하면 몸이 튼튼해지고, 우유나 칼슘을 먹으면 뼈에 좋다는 것은 어느 정도 타당한 이야기지만 그것은 영양학적으로 결코 옳지만은 않다. 육류와 지방 섭취를 자연스럽게 권하는 서구화된 식생활이 정착된 것이 문제다.

영양학적으로 균형 잡히지 못하고 효소가 결여된 식생활로 치우치면서 건강한 몸을 만들 수 없게 된 것이다. 영양학적 불균형은 신체의 부조화를 초래하고 결국 면역력이 저하된 사람이 급속도로 증가하고 있다.

신체의 부조화와 면역력 저하를 해소하는 데 필요한 가장 중요한 열쇠는 '효소'다. 생명을 유지하고 병을 스스로 치유하며 면역력을 높여주는 효소는 무엇보다 장의 소화를 돕고 대사를 개선하는 중요한 역할도 맡고 있다. 효소가 없으면 음식물은 효율적으로 소화되지 못한 채 장에 오랫동안 머물게 되어 장은 부패균, 유해균으로 가득해진다. 그러면 장 기능은 악화되고 자연히 면역력도 저하된다. '효소가 중요하다'고 말하는 것은 이런 이유 때문이다.

대변 상태로 면역력을 확인하라

오늘 당신은 어떤 변을 보았을까? 혹시 화장실에서 자신의 변이 어떤 상태인지 확인도 하지 않은 채 곧장 '안녕'을 고하고 있지는 않은가? 물을 내리기 전에 자신의 변을 확인하는 습관을 들이기 바란다. 자신의 변이 어떤 상태인지를 아는 것이 건강한 생활의 시작이다. 왜냐하면 변은 장의 상태, 즉 면역력을 말해주기 때문이다.

단적으로 말하면, 좋은 변은 건강한 장을 대변한다. 좋지 않은 변이라면 장이 건강하지 못하다는 것을 말해준다. 사람에 따라서 통변에는 차이가 있어 2~3일간 대변을 보지 않아도 특별히 건강에는 문제가 없다고 말하지만, 제대로 식사를 챙겨먹는다면 매일 변통이 있는 것이 자연스럽다.

먼저 다음 페이지에서 당신의 변을 체크해보자. 변의 모양, 색깔, 냄새 등이 매번 다른 이유는 당신의 식생활과 장내 환경이 다르기 때문이다.

변은 장의 건강 상태를 그대로 보여준다. 가장 이상적인 변은 황금색을 띠고 역겨운 냄새를 풍기지 않으며 바나나처럼

당신의 대변 상태는 어떠한가?

☐ 하루 1회 이상 수월하게 배변한다
⋯▸ 변비도 설사도 장내 환경이 좋지 않다는 증거다

☐ 변이 누렇다
⋯▸ 검은 변은 육류나 지방을 과잉섭취 했을 때 나타난다

☐ 변이 바나나처럼 굵다
⋯▸ 몽글몽글한 변은 장의 기능이 나쁘고 좋은 지방이 부족하기 때문이다

☐ 변의 냄새가 구리지 않다
⋯▸ 지독한 냄새가 나는 변은 단백질의 과잉섭취로 인해 장내 부패가 진행되었다는 증거다

☐ 변이 물에 뜬다
⋯▸ 가라앉는 변은 부패해 있고, 단백질 과잉으로 장내 부패가 심하기 때문이다

☐ 배가 빵빵하지 않다
⋯▸ 배가 빵빵한 것은 탄수화물이 소화불량으로 정체된 상태이다

☐ 방귀도 냄새가 나지 않는다
⋯▸ 냄새가 심한 방귀는 지방과 단백질의 섭취가 지나쳐 장내 유해균이 많기 때문이다

생겼다. 우리가 섭취한 음식물은 24시간 안에 몸 밖으로 배출되는 것이 가장 이상적이다. 음식물이 장 속에 오래 머물게 되면 부패가 진행되고 독소를 발생시키기 때문이다. 변비든 설사든 장의 건강에 이상이 있음을 알려주는 신호이다. 대변을 보기에 가장 좋은 시간은 아침 식사를 마친 후 1시간 이내이다. 화장실에서 대변을 본 다음에는 물을 내리기 전에 반드시 체크하자!

대변은 건강을 눈으로 확인할 수 있는 가장 좋은 척도이다. 대부분의 소화와 흡수가 이루어지는 장의 상태가 좋다면 우리 몸은 건강하고 면역력도 높아질 것이다. 좋은 변을 보면 장내 환경이 개선되어 체내 노폐물도 원활하게 배출된다.

소화불량으로 인해 체내에 남겨진 노폐물이나 유해물질이 쌓이는 곳 역시 장이다. 변에서 냄새가 나거나 변비나 설사를 하거나 변의 양이 적은 것은 장내부패균이 지나치게 증식하여 장이 더러운 상태이기 때문이다. 그러면 면역력도 필연적으로 저하된다. 게다가 장은 효소가 활약하는 곳이기도 하다. 장이 더러우면 효소가 효과적으로 기능할 수 없어 효소를 쓸데없이 낭비하는 결과를 초래하기도 한다.

따라서 좋은 변을 보는 식생활을 실천해야 한다. 자신의 장이 어떤 환경에 놓여 있는지 스스로 파악하자. 하루 1번 이상 변이 수월하게 나와야 한다. 색깔은 누렇고 바나나 정도의 굵기로 1~2개를 봐야 한다. 냄새는 없고 물에 뜨는 변이 이상적이다. 1주일 동안 1킬로그램 이상(바나나 7~10개 이상) 나온다면 문제될 것이 없다. 좋은 변을 보기 위해서는 식이섬유와 수분을 충분히 섭취해야 한다.

지금까지 변은 단순히 '음식 찌꺼기'라고 생각해왔지만 최근의 연구 결과에 따르면 변의 80퍼센트 이상은 죽은 장내 세균이라는 사실이 밝혀졌다. 또한 그 균의 수는 대변 1킬로그램당 1조 개에 이른다.

또한 방귀도 변과 같이 장내 환경을 판가름하는 중요한 단서가 된다. 소리가 나고 냄새가 없으면 장은 건강하지만 소리 없이 심한 냄새가 나는 방귀는 음식물이 장내에서 부패하고 독소를 배출하고 있다는 신호이기도 하다. 변뿐 아니라 방귀 소리나 냄새에도 민감해지자. 결국 면역력을 높이기 위해서는 가장 이상적인 장내 환경을 유지해야 하며, 그 결과는 대변을 통해서 확인할 수 있다.

식이섬유가 대장암의 위험을 낮춘다

1977년 영국의 트로웰(Trowell) 박사는 식이섬유와 대장암의 관련성을 명확히 밝혔다. 다음 페이지의 그래프를 보면 알 수 있듯이, 아프리카에 비해 스코틀랜드에서는 10만 명당 대장암 발병률이 10배 이상이나 높았다.

식이섬유의 섭취량도 살펴보자. 아프리카인의 하루 식이섬유 섭취량은 36그램이고 스코틀랜드인은 9그램으로 아프리카인이 4배나 많은 식이섬유를 섭취하고 있다. 섭취하는 식이섬유의 양이 달라지면 대변의 양에서도 차이를 보인다. 아프리카의 시골사람은 스코틀랜드를 포함한 서유럽인에 비해 4배나 많은 대변을 보았다.

물론 1977년의 통계자료이기 때문에 지금은 다소 변했을 것이다. 그러나 이것으로 한 가지 중요한 사실을 알 수 있다. 식이섬유를 섭취하고 대변을 많이 보면 대장암에 걸릴 위험이 낮아진다.

식이섬유를 많이 섭취하여 장을 깨끗이 하면 대장암을 예방할 수 있다. 식이섬유가 많은 음식을 섭취하는 사람일수록 대

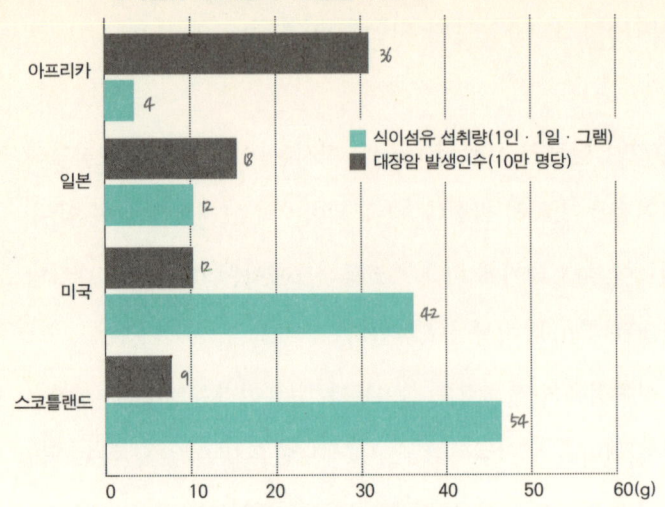

*식이섬유 섭취량이 많은 나라일수록 대장암의 발병률이 낮다

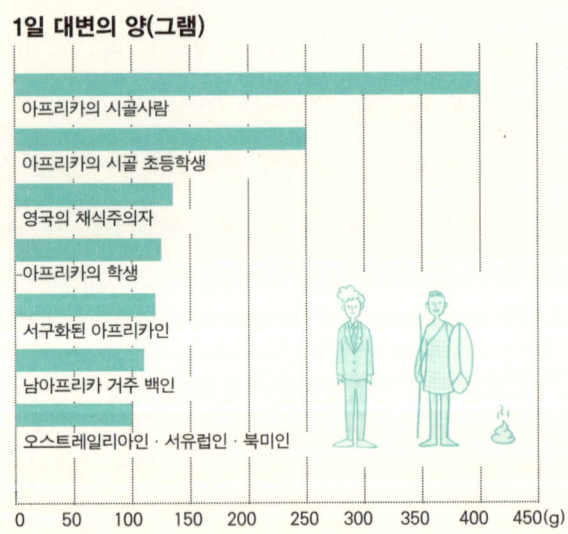

*식이섬유 섭취량이 대변의 양을 결정한다

변의 양이 많다. 대변의 양이 많다는 것은 여러 가지를 의미한다. 우선 대변의 80퍼센트가 죽은 장내세균이므로 장내세균의 사체는 물론 거기서 나오는 독소와 유해물질이 장내에 적을 수밖에 없다. 게다가 식이섬유를 많이 섭취하면 장내세균의 사체와 다른 부패물질이 장에 오래 머물지 않는다. 부패한 음식물과 죽은 장내세균을 최대한 장 밖으로 빨리 배출하는 것도 건강의 핵심이다.

좋은 변을 보기 위해서는 식이섬유가 많이 함유된 음식을 먹는 것이 좋다. 그렇다면 식이섬유란 원래 무엇일까? 이것은 소화되지 않는 음식물의 성분으로서 불용성 식이섬유와 수용성 식이섬유로 나뉜다.

물에 잘 녹지 않는 불용성 식이섬유는 셀룰로오스(cellulose)가 대표적이며 곡물이나 채소, 콩에 다량으로 함유되어 있다. 위나 장에서 수분을 흡수하여 크게 부풀어 장을 자극해 연동운동을 일으키고 배변활동을 촉진시킨다.

물에 녹는 수용성 식이섬유는 펙틴(pectin)이 대표적인데, 과일이나 다시마, 미역, 곤약, 토란, 보리에 다량으로 함유되어 있다. 섬유 자체가 물에 녹아 젤 형태가 되어 먹은 음식물의 이동을 부드럽게 만들어 소장에서 원활히 영양이 흡수되도록 한다. 식후 혈당치의 상승을 억제하는 역할도 한다.

식이섬유는 대장에서 발효·분해되어 유익균인 비피더스균을 증식시키기 때문에 장내 환경이 좋아진다. 그래서 불용성과 수용성 식이섬유를 균형 있게 섭취해야 한다.

그러나 최근 일본인의 식이섬유 섭취량은 감소하고 있다. 1947년에 비해 2005년에는 대략 절반까지 줄었다는 통계자료도 있다. 특히 식생활의 서구화로 육류나 유제품의 섭취가 증가한 반면 쌀을 비롯한 곡류의 섭취량은 크게 줄었기 때문이다.

식이섬유는 대장암뿐 아니라 심근경색, 당뇨병, 비만과 같은 생활습관 질환을 예방하는 데도 도움이 된다는 사실이 최근에 밝혀졌다. 신선한 채소나 과일은 효소와 식이섬유가 충분히 포함되어 있는 우수한 음식이다. 따라서 이것들을 적극적으로 섭취해야 한다.

식이섬유가 많은 음식을 찾아라

건강해지고 싶다면, 효소와 함께 식이섬유를 충분히 섭취하자. 오늘날 우리가 섭취하는 식이섬유의 양은 대단히 부족한 상태이다. 과잉섭취라고 생각할 만큼 많은 음식물을 먹고 있지만 정작 필요한 식이섬유는 여전히 부족하다. 식이섬유가 장내로 충분히 유입되어야만 장내의 세균 사체와 부패한 음식 찌꺼기를 장 밖으로 내보낼 수 있다는 점을 명심하자.

기본적으로 식이섬유는 다음과 같은 음식에 다량으로 함유되어 있다.

1. 해초
2. 콩
3. 채소(특히 우엉이나 무 같은 뿌리채소류)
4. 버섯
5. 감자

식이섬유를 문제없이 섭취하기 위해서는 다음 사항을 유념

해야 한다.

- 주식을 식이섬유가 많은 음식으로 바꾼다.
- 탄수화물과 육류 단백질 섭취를 줄인다.
- 해초와 더불어 신선한 채소 샐러드를 먹는다. 혹은 해초의 섭취량을 늘린다.
- 절임류, 김치, 피클, 나토 같은 발효식품이나 식이섬유가 많은 무말랭이, 감자를 반찬으로 섭취한다.
- 1일 식이섬유 섭취량은 40그램 정도로 유지한다.
- 고기를 섭취할 때는 샐러드와 버섯류를 곁들인다.

이렇게 식생활만 바꿔도 훨씬 많은 것들이 달라질 것이다. 식이섬유를 충분히 섭취하면 장내 환경이 개선되면서 몸 구석구석에 정체되어 있던 노폐물이 쉽게 배출되고 그 결과 면역력도 높아진다. 식이섬유를 다량 함유한 식품들의 목록을 함께 실었으니 참고하기 바란다.

식이섬유를 포함한 식재료 목록

식품	식이섬유량 (그램)	식품	식이섬유량 (그램)
말린 매실(70g)	7.56	절인 다시마(20g)	2.92
호밀빵(100g)	5.21	대두(삶은 40g)	2.84
톳(10g)	5.49	강낭콩(삶은 콩 40g)	2.75
누에콩(건조 20g)	3.91	식빵(100g)	2.55
나토(40g)	3.84	고구마(100g)	2.32
콩비지(40g)	3.77	죽순(삶은 100g)	2.27
밤(100g)	3.71	풋콩(40g)	2.18
곤약(국수형태 100g)	3.62	완두콩(삶은 40g)	2.08
무말랭이(20g)	3.58	콘플레이크(70g)	2.02
콩가루(20g)	3.43	옥수수(삶은 100g)	2.01
건포도빵(100g)	3.35	생미역(20g)	1.98
메밀국수(건조 70g)	3.32	우동(삶은 200g)	1.98
메밀국수(삶은 200g)	3.25	브로콜리(70g)	1.87
팥(건조 20g)	3.25	키위(70g)	1.85
팥밥(200g)	3.13	롤빵(100g)	1.83
완두콩(캔 40g)	3.10	생표고버섯(40g)	1.82
대두(건조 20g)	3.01	양상추(40g)	1.81
호박(100g)	2.99	당근(40g)	1.79
오트밀(40g)	2.98	락교(미림절임 20g)	1.78
현미(100g)	2.92	시금치(70g)	1.75

식품	식이섬유량 (그램)	식품	식이섬유량 (그램)
배(100g)	1.75	느타리버섯(40g)	1.24
가지(100g)	1.66	튀긴 두부(70g)	1.19
살구(건조 20g)	1.66	팽이버섯(40g)	1.15
곤약(묵 형태 100g)	1.67	배추(100g)	1.09
사과(100g)	1.63	마카로니(40g)	1.09
한천(2g)	1.63	귤(100g)	1.05
단감(100g)	1.60	멜론(100g)	0.96
토란(70g)	1.54	새송이버섯(40g)	0.92
깨(건조 10g)	1.54	파인애플(100g)	0.92
딸기(100g)	1.52	말린 표고버섯(20g)	0.87
양파(100g)	1.50	땅콩(삶은 10g)	0.87
밀가루(박력분 70g)	1.48	숙주(70g)	0.84
바나나(100g)	1.48	캐슈넛(20g)	0.80
검은 목이버섯(2g)	1.48	토마토(100g)	0.79
두부(20g)	1.47	피망(40g)	0.79
우동(건조 70g)	1.45	고사리(삶은 20g)	0.79
우엉(물에 삶은 것 40g)	1.43	셀러리(40g)	0.77
얼갈이(70g)	1.41	파래(2g)	0.77
감자(100g)	1.35	자두(100g)	0.77
무(100g)	1.34		

9번째 영양소, 효소의 발견

현재 단백질, 탄수화물(당질), 지방, 비타민, 미네랄(무기질), 식이섬유, 물을 7대 영양소라 부르는데, 여기에 어깨를 나란히 하는 영양성분이 피토케미컬(항산화 물질로서 채소나 과일의 색소 또는 매운 성분) 그리고 효소다. 그만큼 효소가 인체에 없어서는 안 된다는 사실이 여러 연구를 통해 밝혀지고 있다. 실제로 영양을 섭취하고 몸을 만드는 것은 물론 독소나 노폐물을 배출하고 병을 치유하는 것도 효소와 밀접하게 관련되어 있다.

여기서 무엇보다 중요한 것은 '효소는 살아 있다'는 점이다. 효소는 단백질이나 지방 같은 다른 영양소와 크게 다르다. 이것을 건축에 비유하면, 비타민이나 다른 영양소는 목재나 시멘트와 같은 재료에 해당하고 효소는 목수에 해당한다. 아무리 훌륭한 재료가 갖춰져 있어도 '살아서' 움직이는 목수가 없다면 건물을 지을 수 없는 것과 같은 이치다. 그 목수의 역할을 모든 동물의 체내에서 효소가 수행하고 있는 것이다.

게다가 효소는 목수 중에서도 대목장에 해당한다. 좋은 재료(영양소)를 순식간에 구분하여 잘게 부순 다음 영양소를 적재적소에 운반하는 고도의 기술을 가진 목수다.

효소는 현재 밝혀진 것만으로도 체내에 13,000 종류가 넘는다. 종류가 많은 이유는 한 가지 효소는 한 가지 작용밖에 하지 않기 때문이다. 아밀라아제는 탄소화물을, 프로테아제는 단백질을 분해하지만, 아밀라아제가 단백질이나 지방을 분해하지는 않는다. 마치 한 가지 일밖에 하지 않는 완고한 장인처럼 각각의 효소는 자신이 맡은 일만을 충실하게 수행하고, 이에 따라 생명활동이 질서정연하게 이루어진다.

의사나 언론매체들이 그토록 강조하는 풍부한 비타민이나 미네랄도 효소가 없으면 무용지물이다. 이것이 바로 우리 몸이 효소를 필요로 하는 이유다.

가열 조리한 음식만으로는 건강해질 수 없다

스코틀랜드의 오아 연구팀은 흥미로운 실험을 실시했다. 그들은 2년 반에 걸쳐서 다수의 쥐를 사육했다. A군 1,211마리의 쥐에게는 인간이 먹는 일반적인 25종류의 가열 조리한 음식물을, B군 1,706마리의 쥐에는 신선한 채소와 생우유를 먹였다. A군에는 인공적인 먹이에 비타민과 미네랄을 포함한 영양보충제도 주었다.

그런데 A군의 쥐는 번식능력이 저하되기 시작했고 쉽게 감염증에 걸렸다. 죽은 사체를 해부해보니 장염이나 폐렴, 빈혈 같은 질병에 많이 걸린 상태였다. 폐나 신장, 생식기에도 병이 나타나 암에 걸린 쥐도 있었다. 이 같은 질병은 쥐에게는 드물게 나타나는 것들이다. 이와 달리 B군은 오래도록 건강한 상태를 유지했다.

또한 미국의 헤이저 박사는 4천 마리의 쥐를 키워 같은 실험을 실시했다. 절반의 쥐에게는 자연적인 먹이를, 나머지 절반의 쥐에게는 인간이 먹는 음식물(가열한 음식)을 주었다. 그러자 전자는 만 2년이 되어도 병에 걸리지 않았지만, 후자는 통풍이나 위궤양, 관절염, 폐결핵 등 각종 질병에 걸렸다. 모든 실험에서 가장 중요한 열쇠를 쥐고 있던 것은 '효소'다.

효소는 신선한 채소나 과일에 듬뿍 들어 있지만 열에 약하기 때문에 가열한 음식에는 들어 있지 않다. 결국 '효소를 포함한' 생식이 질병을 이겨내는 데 얼마나 강력한 힘을 발휘하고 있는

지 알 수 있다. 비록 비타민이나 미네랄을 보완해도 생식을 통해 효소를 섭취할 수 없다면 그것은 무용지물일 뿐이다.

미국의 동물원에서 건강의 비결을 배우다

미국의 동물원에 있는 동물은 매우 건강하여 병을 모른다고 한다. 특히 시카고의 링컨 공원 안에 있는 동물원에는 건강하게 오래 사는 동물들이 많다. 그러나 2차 세계대전 이전에는 전혀 그렇지 않았다. 동물은 모두 병에 걸리기 일쑤였고 금방 죽었다. 대체 과거와 현재의 동물원은 어떻게 달랐기에 이런 엄청난 차이를 만들어낸 것일까?

그것은 동물들의 먹이에 있었다. 현재 사자에게는 생고기와 뼈만 주고, 때때로 생간을 준다. 원숭이에게는 바나나 사과, 오렌지 그리고 신선한 채소만을 준다. 이곳에서는 모든 동물에게 음식을 가열하지 않은 채 날 것을 그대로 주고 있다.

그러나 예전에는 가열된 음식을 주었다. 2차 세계대전 이후부터는 가열식에 비타민이나 미네랄을 첨가했지만 역시 동물

대부분은 병에 걸려 오래 살지 못하고 죽었다. '혹시 생식(효소)이 아니기 때문일까?'라는 생각에 사육사들은 먹이를 서서히 개선하여 생식으로 바꾸었다. 그 결과, 동물들이 건강해졌고 점차 미국 전역에 있는 동물원에서 동물의 먹이를 생식으로 바꿔 지금은 모든 동물이 건강하게 오래 살게 되었다.

생식이 얼마나 중요한지, 나아가서는 효소가 얼마나 위대한지를 동물을 통해 실감했던 것이다. 인간도 마찬가지다. 동물원의 동물들과 같이 효소가 없으면 건강하게 장수할 수 없을 뿐더러 각종 질병에 시달리게 된다.

1920년대 미국의 프랜시스 포틴저(Francis Pottinger) 박사는 고양이 900마리를 키웠다. 그 중 450마리의 A군에는 생고기와 생우유를 주고, 나머지 B군은 가열한 고기와 우유를 주었다. 그러자 A군은 몇 대에 걸쳐 활동적이고 건강했지만, B군은 심장병이나 신장 질환, 갑상선 질환, 폐렴, 뇌졸중, 치아상실, 성욕감퇴, 설사, 신경질적인 분노 등 다양한 증상을 일으켰다. 3대째에 이르러서는 불임증이 되어 더 이상 새끼를 낳을 수 없었다.

이때 '생식에는 있지만 가열하면 상실되는 영양소는 무엇인가' 하는 논쟁이 벌어졌고 그 결과 발견한 것이 '효소'였다.

효소영양학을 개척한 미국의 에드워드 하웰 박사(1899~1986년)는 그런 효소를 '생명의 빛'이라 말했다. 효소는 인체가 생명과 건강을 유지할 수 있도록 단백질이라는 껍질에 싸인 생명력 있는 촉매라 할 수 있다. 촉매란 무엇일까? 예컨대 각설탕에 성냥불을 가까이 대도 불은 붙지 않지만, 각설탕 위에 담뱃재를 놓은 뒤에 불을 붙이면 각설탕은 불꽃을 피우며 타오른다. 이것은 담뱃재가 촉매 역할을 해서 연소라는 화학반응을 일으켰기 때문이다.

몸속에서는 끊임없이 각종 화학반응이 반복해 일어나 60조 개가 넘는 세포의 신진대사를 촉진하고 생명활동을 유지하고 있다. 효소는 그야말로 '촉매'다. 게다가 몇 년이나 걸리는 변화를 뚝딱 단 1초 만에 이루어낼 만큼 놀랍다. 몸속에서 이루어지는 모든 화학반응의 스위치는 효소다.

왜 체내 효소의 양이 면역력을 좌우하는가?

효소는 체내에 존재하는 '잠재효소'와 외부의 음식물로 섭취하여 충족하는 '음식물 효소'로 크게 나뉜다.

잠재효소는 태어날 때부터 잠재적으로 가지고 있는 효소인데, 나이를 먹으면서 점점 감소한다. 효소는 체내에서 늘 만들어지지만, 하루에 만들 수 있는 효소의 양은 정해져 있으며 결국 평생토록 만들어지는 효소의 양도 정해져 있다.

그래서 외부의 음식물을 섭취하여 음식물 효소를 보완할 필요가 있다. 글자 그대로 음식물에서 효소를 흡수하는 것인데, 음식물 효소는 음식물 자체를 자기소화하기 때문에 우리 몸속에 있는 잠재효소를 소모하지 않아도 된다.

또한 음식물 효소는 채소나 과일, 고기나 생선 등 모든 동식물에서 얻을 수 있지만 48도 이상으로 가열하면 사멸해버린다는 특성이 있다. 그래서 효소를 섭취하기 위해서는 모두 '생식'을 해야만 한다.

그렇다면 여기서 효소의 가장 중요한 기능을 살펴보자. 그것은 '소화'와 '대사'다. 각각 소화효소와 대사효소로 불리고,

인간의 생명활동에 없어서는 안 될 역할을 하고 있다.

소화기관 내에서 분비되는 소화효소는 섭취한 음식물을 소화하고 흡수하는 기능이 있다. 전문적인 이야기가 되겠지만, 탄수화물은 포도당으로, 단백질은 아미노산으로, 지방은 지방산과 글리세롤이라는 성분으로 쪼개질 수 있다. 즉 우리 몸에 흡수가 잘 되도록 쪼개지는 과정이 소화다. 소화효소는 길게 연결되어 있는 영양소 하나하나를 끊어내는 역할을 하고 연결이 끊어지는 순간 양분으로서 체내 장 벽에 흡수된다.

한편 생명을 유지하는 데 없어서는 안 되는 대사효소는 소화되어 장 벽으로 흡수된 영양 분자를 에너지로 변환시키는 기능이 있다. 면역이나 자연치유력을 유지하는 것을 비롯하여 세포의 복구, 자율신경계나 호르몬의 균형 조절, 대사촉진 같은 일들을 수행한다.

그러나 유감스럽게도 소화효소나 대사효소는 일정량밖에 없는 잠재효소 내에서만 만들어진다. 잠재효소를 소화효소로 과다하게 사용해버리면 그만큼 대사효소로 쓰일 양이 줄어들어 당연히 그 기능 중 하나인 면역력도 약해진다.

결국 식사로 충분한 양의 효소를 섭취하지 못하면 소화를

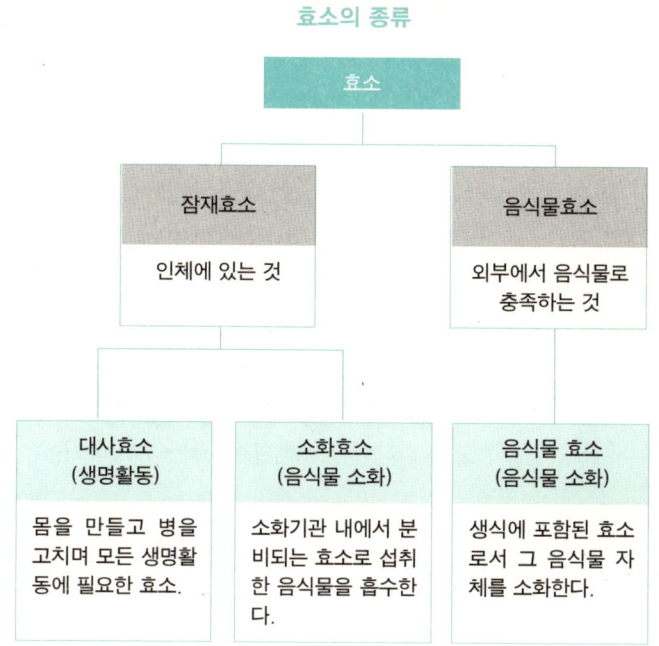

위해 체내에 원래 가지고 있던 잠재효소가 사용되어 대사가 위태로워질 수 있다. 면역뿐 아니라 세포의 재생이나 에너지의 생성, 운동, 배출, 그리고 해독 역시 대사 행위다. 이것이 위협을 받게 된다는 것은 병에 걸릴 위험성이 높아진다는 의미이기도 하다.

그래서 적극적으로 음식물 효소를 섭취하여 보충하지 않으

완전한 소화의 메커니즘

탄수화물

포도당이 11개 이상 연결된 것이 전분

포도당 　　이 연결을 끊는 것이 소화

단백질

아미노산이 100개 이상이 실로 이어진 것

아미노산 　　이 연결을 끊는 것이 소화

- 아미노산이 2개 붙은 디펩타이드
- 아미노산이 3개 붙은 트리펩타이드

아미노산은 1개씩 소화되든가 2개나 3개의 형태로 소화된다면 가장 이상적이다

지방

중성지방(식품에 가장 많이 포함된 유형의 지방)

글리세롤과 지방산이 연결된 것

지방산
글리세롤　이 연결고리를 벗기는 것이 소화

면 안 된다. 이런 이유로 계속 생식을 권하는 것이다. 인간의 모든 생명활동에 필요한 효소를 생식을 통해 보충해야만 우리는 건강한 신체를 유지할 수 있다. 이것이 바로 기적의 '효소 효과'다.

효소를 섭취하는 사람의 면역력은 강하다

자, 이즈음에서 오늘 자신이 어떤 식사를 했는지 떠올려 보자. 당신은 오늘 신선한 채소나 과일을 먹었는가? 가열한 음식만 먹었거나 첨가물이 잔뜩 든 인스턴트식품을 과다하게 섭취하지는 않았는가?

요즘 사람들은 압도적으로 효소 부족 상태에 있다. 효소라고는 전혀 들어 있지 않은 가열된 음식이나 효소 기능을 저해하는 가공식품을 과잉 섭취하면 극심한 효소 부족 상태를 초래할 수밖에 없다.

효소가 없는 음식들의 폐해는 생각보다 커서 현재 아토피성 피부염이나 꽃가루 알레르기, 천식, 류머티즘성 질환 등 각종 알레르기 증상부터 암이나 뇌경색, 심장병, 당뇨병의 생활습관 질환에 이르기까지 많은 질병을 일으키고 있다. 이들 질병에 더하여 노화나 비만도 효소가 부족하면 심화될 수밖에 없다.

그런데 체형이나 신체적 특징만으로 당신이 얼마나 효소가 부족한 상태인지를 파악할 수 있다. 다음 페이지에 소개하는 사항을 꼭 체크해보자. 추천 식이요법이나 어떤 것을 먹으면 좋은지 좀 더 구체적인 조언을 담고 있으니 반드시 기억해야 한다.

건강한 사람 VS 건강하지 못한 사람

건강하지 못한 사람	효소가 적은 식생활을 하면 섭취한 음식물을 소화하기 위하여 잠재효소를 다량으로 소모하게 되고 그만큼 대사효소가 적어진다. 대사가 원활하지 않으면 면역력도 떨어진다.
소화효소 > 대사효소	
건강한 사람	효소가 듬뿍 든 식생활을 하면 소화가 순조롭게 이루어져 면역력도 높아진다. 잠재효소를 대사효소로 쓸 수 있어 효과적으로 건강을 위해 사용할 수 있다.
소화효소 < 대사효소	

체형이 다르면 부족한 효소도 다르다

• 망고형

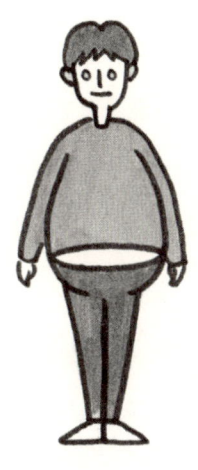

망고형 체형은 전신에 지방이 붙어 통통하고 피하지방이 쉽게 붙는다. 유전적으로 세로토닌 부족으로 기분이 불안정하고 단 음식에는 사족을 못 쓴다. 세로토닌은 신경전달물질 중 하나로 기분이나 불안감, 수면이나 식욕, 혈압과 관련 있다. 그래서 세로토닌을 '행복호르몬'이라고도 부른다.

이들은 주로 케이크, 초콜릿, 파스타나 쌀 같은 전분질을 즐겨 먹고 카페인이 든 음료나 음식도 자주 섭취한다. 피로감, 침울함, 우울증상, 혈액순환 장애, 혈당치 이상 등이 나타나기 쉽다. 이런 사람들은 당질분해효소(당분이나 전분질을 분해할 수 없다)가 부족한 경우가 많다. 이런 사람들은 '고단백질+저당'의 음식을 섭취하는 것이 좋다. 단백질 부족으로 당질분해효소가 부족하기 때문에 탄수화물과 당분의 양을 줄이고 고단백 식사를 해야 한다. 이런 체형의 사람들은 과일, 계란, 돼지고기, 해초, 양파, 부추, 참마 등의 섭취를 늘려야 한다.

• **표주박형**

표주박형 체형은 배나 허리, 엉덩이 부근의 하반신에 지방이 쉽게 붙는다. 여성의 경우는 여성호르몬의 영향으로 수분이 정체하여 쉽게 붓는 경향이 있다. 셀룰라이트도 쉽게 생기는 편이다. 셀룰라이트(cellulite)란, 수분이나 지방, 몸속 노폐물로 구성된 물질이 신체의 특정 부위에 뭉쳐 있는 것을 말한다. 셀룰라이트 때문에 피부 표면이 울퉁불퉁한 것처럼 보인다.

주로 혈액순환 또는 림프순환이 잘 안 되거나 수분과 노폐물, 독소 등이 몸 밖으로 제대로 배출되지 않는 경우에 생기며, 대부분은 진피층 아랫부분에 형성된다.

특히 평소에 편식을 심하게 하는 사람, 동물성 지방 또는 당분 등을 많이 섭취하는 사람, 스트레스를 많이 받거나 피로가 쌓인 사람, 임산부 등에게 많이 나타나는 경향이 있다. 모든 연령층에서 나타나며, 특히 여성에게 많이 나타난다. 이런 사람들은 '지방+당분(전분질)'의 식사를 좋아하여 지방을 과다하게 축적하고 있다.

  이들은 매운 음식, 지방이 많은 크림, 진한 맛의 음식이나 패스트푸드처럼 염분이 다량으로 들어간 음식물을 좋아한다. 부종, 간질환, 갑상선이나 간기능 저하증, 여성의 경우 생리전증후군이 나타나기 쉽다. 표주박형 체형인 사람들에게는 지방분해효소가 필요하다. 그러나 지방분해효소가 부족하다고 해서 지방 섭취를 지나치게 억제하면 오히려 몸이 안 좋아지는 원인이 된다. 양질의 지방과 단백질을 섭취해야 한다. 또한 염분을 배출하는 칼륨을 적극적으로 섭취해야 한다. 셀러리, 오이, 해초, 아보카도, 단 호박, 나토, 팥, 정어리, 꽁치 등이 좋다.

- 사과형

  상반신이 비만으로 배가 공처럼 볼록 나와 있다. 지방도 피하지방이 아니라 내장지방이 많은 편이다. 사과형 체형은 주로 '고단백질+고지방'의 식사를 즐긴다. 소고기, 베이컨, 생선, 튀김, 맛이 진한 음식, 알코올, 치즈, 아몬드 등의 섭취량이 많다.

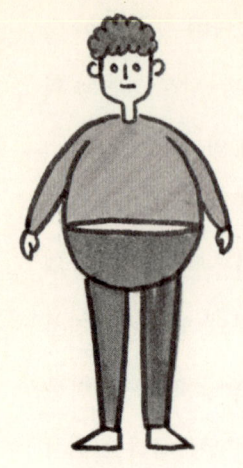

이들은 동맥경화, 고혈압, 당뇨병, 심장병, 통풍과 같은 생활습관성 질환, 신장병, 요통, 골다공증을 앓는 경우가 많다. 이들에게는 단백질분해효소가 필요하다. '저지방+양질의 단백질'의 식사를 추천한다. 단백질분해효소가 풍부하게 들어간 식품이나 식이섬유를 섭취해야 한다. 이런 사람들은 효소의 효과를 가장 기대할 수 있는 유형이다. 파인애플, 파파야, 사과, 당근, 해초, 마늘, 나토, 호두 등을 섭취하면 좋다.

• 바나나형

가냘픈 몸매로 굳이 노력하지 않아도 건강한 적정 체중을 유지할 수 있지만, 여분의 지방이나 칼로리의 연소가 늦은 편이다. 균형이 깨지면 지방이 쉽게 빠지지 않는 여성은 셀룰라이트도 쉽게 생길 수 있다.

바나나형인 사람은 우유, 요구르트, 치즈, 초콜릿처럼 단 음식, 파스타나 쌀 같은 전분질, 담백한 맛의 음식에 끌린다. 이들은 스트레스에 취약하며 쉽게 피로하고 만성적인 알레르기, 기관지 계통의 문제, 장 트러블, 우유 알레르기 등을 앓는 경우가 많다.

대부분 영양소의 분해효소가 충분하지 않아 소화능력이 약하다. 또 유당분해효소도 부족하여 우유를 소화할 수 없다. 이런 사람들은 '양질의 단백질+카로틴이나 폴리페놀' 같은 항산화 영양효소가 부족하므로 단백질분해효소가 많이 들어 있는 과일을 섭취하면 좋다. 유제품은 가능한 한 피해야 한다. 파인애플, 무화과, 멜론, 키위, 바나나, 계란, 깨 등을 먹어야 한다.

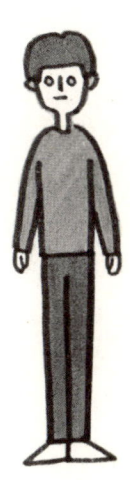

건강에 좋다던 우유, 사실은 몸에 나쁘다?

우유가 건강에 좋다고 생각하는 사람이 많은데, 우유 섭취가 지나치면 사실 몸에 좋지 않다. 그중에도 칼슘 보충을 위해서는 오히려 악영향을 미친다는 연구결과가 있다. 미국 하버드 대학에서 1980년부터 12년 동안에 걸쳐 우유섭취와 골절의 관계에 대한 추적조사를 실시했다.

A군은 매일 2컵 이상의 우유를 마시고, B군은 한 주에 한 번만 마셨다. 그러자 우유를 많이 마신 A군의 사람들이 B군에 속한 사람들보다 훨씬 뼈가 부러지기 쉽다는 결과를 얻었다.

또한 2008년 일본 후생노동성의 연구에 따르면, 우유나 유제품을 하루 약 330그램 섭취한 그룹과 하루 약 12그램만 섭취한 그룹을 비교했을 때, 전자는 후자에 비해 약 1.6배 정도 전립선암에 걸릴 확률이 높았다.

더욱이 동양인 중에는 분해효소인 락타아제(lactase)가 적기 때문에 우유를 마시면 배탈이 나는 사람도 많다. 건강해지고 싶어서 우유를 마신다면 심각하게 고민해보자. 우유는 적극적으로 마시지 않아도 된다.

2장

효소가 부족하면 병에 걸린다

면역력 향상, 그리고 건강한 몸을 만들기 위해 효소는 매우 중요하지만 효율적으로 작용하기 위해서는 반드시 알아둬야 할 것들이 있다. 여기서는 면역력과 장의 관계에 대해 설명할 것이다.

야생동물은 왜 동맥경화에 걸리지 않을까?

인간이 걸리는 심근경색이나 동맥경화와 같은 질병에 야생동물도 걸렸다는 이야기를 한 번이라도 들어본 적이 있는가? 사실 이런 병에 걸리는 것은 인간과 인간이 키우는 애완동물, 가축, 동물원의 동물뿐이다. 그 이유는 어디에 있을까? 당신은 이미 그 이유를 알고 있다. 바로 효소를 충분히 섭취하지 못하기 때문이다.

밀림의 사자나 호랑이가 육식을 하는데도 건강히 지낼 수 있는 것은 왜일까? 육식을 과잉섭취하면 동맥경화를 촉진하고 심장병 같은 질병에 걸린다고 한다면, 육식만 먹는 야생 사자도 심근경색이나 심장질환에 걸려야 하지 않을까? 그런데 그런 일은 없다.

그것은 그들이 식사를 시작하면서 효소를 섭취하기 때문이다. 그들의 먹이는 초식동물인데 초식동물의 장에는 소화효소가 풍부한 풀이 들어 있다. 사자는 먼저 장 속에 풍부한 소화효소를 섭취한 다음 다른 부위를 먹는다. 결국 간접적으로 초식을 하는 셈이다. 물론 고기도 가열하지 않은 것이기 때문에 소화효소가 포함되어 있다. 홋카이도에서 야생 곰이 연어를 잡아먹을 때도 역시 살(고기)을 먹기 전에 물고기의 내장을 먼저 먹는다.

그렇다면 우리가 한때 에스키모인이라고 불렀던 북극해 주변에 사는 이누이트족의 경우는 어떨까? 그들은 신선한 채소나 과일을 먹지 않아도 건강하게 살았다. 그들이 먹는 것은 오로지 고기와 생선뿐이었지만, 그럼에도 불구하고 동맥경화는 없었다. 그 사실에 주목하고 조사한 결과, 그들이 자주 먹는 연어와 같은 등 푸른 생선에는 혈액순환에 좋은 EPA(에이코사펜타에노산)와 DHA(도코사헥사엔산)가 다량으로 함유되어 있다는 사실이 밝혀졌다.

그 이후 그것을 총칭한 오메가-3 지방산이 각광받고 있지만, 그들이 건강한 비결은 그뿐만이 아니었다. 여기서도 또 다시 효소가 등장한다.

이누이트족의 또 다른 이름인 에스키모는 인디언 말로 '생고기를 먹는 사람들'을 의미한다. 현재는 이누이트족도 서구적인 생활방식에 물들어 식생활도 변해버렸고 서양인들처럼 동맥경화나 심근경색도 심심찮게 걸린다. 전통적인 그들의 식사는 물개 고기나 생선을 비롯한 각종 해산물이었다. 그들은 그것을 삶거나 끓이지 않고 날것으로 먹었다. 저장할 때도 눈 속에 묻어 냉동시켰다가 해동한 뒤에 날것으로 먹었다.

그들이 살고 있는 곳은 북극점 부근이다. 채소나 곡물의 재배는 거의 불가능하다. 물개의 먹이인 해초가 들어 있는 위는 이누이트족들에게 샐러드 대용이었을지 모르지만, 동물성으로 치우진 식생활이었던 것은 분명한 사실이다. 그럼에도 불구하고 당뇨병이나 고혈압 같은 생활습관성 질환은 거의 없었다.

1926년 북극탐험대에 동행한 W. A. 토마스 박사는 이렇게 보고서를 작성했다. "이누이트족의 일상적인 식생활은 고기와 생선을 날로 먹는 것이 특징이다. 성인 142명(40~60세)의 위장과 심장혈관 질환을 조사했는데 이상이 있는 사람은 없었다. ……그들의 생활조건 중에 이상한 것은 육식을 하는데도 불구하고 심장병이나 동맥경화와 같은 심혈관 질환의 경향이 전혀 보이지 않았다는 점이다."

그런데 그 이후 캐나다 북부에 사는 이누이트족의 생활을 조사한 I. W. 라비노비치 박사에 의하면, 옛날부터 전해져온

원시생활을 접고 백인의 생활양식·식생활을 받아들이면서부터 그들에게 각종 질병이 유행하기 시작했다. 물개 고기나 생선 대신 정제된 곡물이나 채소를 먹고 영양학적으로 균형 잡혀 있는 식사를 한다고 생각했지만 동맥경화나 고혈압이 현저히 증가했던 것이다. 육식을 하든 채식을 하든 생식이 얼마나 중요한지를 알 수 있다. 효소만 확실히 섭취하면 육식도 문제될 것이 없다.

모유에는 면역력을 높이는 효소가 풍부하다

분유보다 모유 수유가 적극적으로 권장되고 있는데, 그 이유는 분유에 아무리 좋은 인공 화합물을 첨가한다고 해도 건강한 산모의 모유보다 결코 낫지 않기 때문이다. 예를 들어 1990년대만 해도 시중에 판매되고 있는 분유에는 DHA 성분 함량이 0퍼센트였다. DHA는 두뇌의 주요 구성성분이며 어린 아이들이 특히 많이 섭취해야 하는 영양소임에도 불구하고 분유 제조사들은 원가절감의 이유로 DHA를 첨가하지 않았다. 게다가 면역력이라는 측면에서 보면 제 아무리 잘 만들어진 분유라 해도 모유에 미치지 못한다.

면역물질이 알레르기 질환을 줄이고 기도감염이나 위염, 수막염을 예방하는 효과가 있다는 사실이 보고되고 있고, 모유로 키운 아이는 장차 대사증후군에 좀처럼 걸리지 않는다는 연구 결과도 나와 있다. 태어나자마자 엄마가 가지고 있는 수많은 세균에 노출되어도 모유에는 엄마가 가진 항체도 포함되어 있기 때문에 모유를 먹으면 면역력이 저절로 생겨 병에 잘 걸리지 않는다.

또한 유아기에는 타액에 포함된 아밀라아제라는 효소도 적고 췌장에서 분비되는 소화액도 충분하지 않다. 따라서 너무 이른 시기부터 분유로 키우면 소화나 흡수를 위한 효소를 자력으로 생산해야 하기 때문에 췌장에 부담을 주게 된다. 반면 모유에는 효소가 듬뿍 포함되어 있어서 모유를 먹은 아이는 효소 부족을 걱정하지 않아도 된다.

더욱이 효소가 아기의 생사를 가른다는 연구결과도 있다. 미국 러시 의대의 연구진들은 태어난 직후부터 9개월까지 20,061명의 아기를 대상으로 모유와 살균한 우유를 먹인 경우의 차이를 비교해보았다. 병에 걸린 아기의 비율은 모유만 먹인 아기의 37.4퍼센트, 모유와 우유를 함께 먹인 아기들의 53.8퍼센트, 우유만 먹인 아기의 63.6퍼센트였다. 또한 사망한 아기는 전체 중 1.1퍼센트였는데, 그 가운데 6.7퍼센트는 모유만 먹인 아기, 27.2퍼센트는 모유와 우유를 함께 먹인 아기, 나머지 66.1퍼센트가 우유만 먹인 아기였다.

	발병률	사망한 아이 중 비율
모유만 먹은 아기	37.4%	6.7%
모유와 우유를 함께 먹은 아기	53.8%	27.2%
우유만 먹은 아기	63.6%	66.1%

이 외에도 보스턴이나 런던에서도 모유를 먹은 아기가 충치에 잘 걸리지 않고 감염증이나 위장 질환에도 강하다는 각종 연구결과가 나왔다. 여기에서 우리는 미처 밝혀내지 못했지만 효소의 힘이 적지 않은 영향을 미쳤을 것이라고 추측할 수 있다. 따라서 효소가 가득한 모유로 키운 아기는 면역력도 높아 병에 좀처럼 걸리지 않는다.

나이가 들수록 효소는 고갈된다

인간이 본래 가지고 태어나는 잠재효소의 양은 사람마다 각각 다르다. 이것은 태어난 뒤에도 결코 변하지 않는다. 잠재효소의 양은 임신 중인 산모가 어떤 음식을 먹는가에 따라 좌우된다. 산모가 효소 중심의 식사를 충분히 했다면 아기의 잠재효소는 증가하고, 반대라면 잠재효소의 양은 적어진다.

만일 지금 임신 중인 산모가 있다면 반드시 효소를 많이 섭취하는 식단으로 재구성해야 한다. 그러나 어찌 되었든 그 양에는 한계가 있다. 사용할수록 점차 줄어드는 통장 잔고나 배터리처럼 체내의 잠재효소는 쓰면 쓸수록 줄어든다.

물론 효소는 새롭게 만들 수 있다. 그러나 매일 만들어지는 효소의 양은 일정하고, 이 양에도 개인차가 있다. 그 때문에 소화를 위해 다량으로 효소를 써버리면 다른 대사에 쓰일 효소가 줄어들어 대사가 원활하게 이루어지지 못한다. 따라서 '소화에 많은 효소를 써서는 안 된다'는 사실을 계속 강조하는 것이다.

잠재효소가 감소했을 때 병에 걸리고 잠재효소가 거의 없을 때는 죽음에 이르게 된다. 그 때문에 효소의 낭비를 피하는 것이 건강을 유지하기 위한 첫 번째 조건이다. 물론 효소를 보충할 수 있다면 문제될 것이 없다고 말할 수 있다. 음식물 효소를 충분히 섭취하여 소화효소로 쓰면 되기 때문이다. 이런 이유로 생식을 적극적으로 권하는 것이다.

그렇지만 잠재효소가 적은 사람이 모두 일찍 죽는 것은 아니다. 음식물에서 효소를 듬뿍 섭취하고 효소를 낭비하지 않는다면 건강하게 오래 살 수 있다. 결론은 우리 몸이 쓰는 효소 사용량 이상으로 효소를 섭취할 수 있다면 질병을 멀리 할 수 있다는 것이다.

효소가 부족하면 늙고 병에 걸리기 쉽다

인체는 60~100조 개의 세포로 구성되어 있고 100만 가지의 각기 다른 화학반응을 일으키고 있는데, 그 반응에 모두 효소가 관여하고 있다는 사실을 아는가? 혈압을 조정하거나 혈전을 제거하고 혈관을 깨끗이 하거나 생각하고 신체를 움직이는

데도 효소가 중요한 역할을 한다.

외부에서 침입한 바이러스나 암세포를 공격해 건강을 지키는 면역기능도 효소 없이는 작용할 수 없다. 병원체 같은 이물질을 먹어치우는 백혈구(대식세포)의 내부에는 효소가 대기하고 있고, 먹어치운 바이러스 같은 이물질을 분해하는 것도 효소다. 우리 몸이 본래부터 갖고 있는 자연치유력, 면역력의 핵심은 효소라 해도 결코 과언이 아니다.

최근 연구에서 체내에는 13,000개 이상의 각기 다른 종류의 효소가 존재하고, 단백질 분해효소만도 9천 종 이상이 있으며, 각 세포에 3천 종 이상, 동맥 안에도 98종 이상의 효소가 존재한다는 사실이 밝혀졌다.

그런데 유감스럽게도 나이를 먹으면 잠재효소는 점차 감소하고 활성이 저하된다. 시카고 마이클 리스 병원의 메이어 박사는 노인과 젊은 사람의 타액 속의 효소를 비교한 결과, 노인의 효소활성이 젊은 사람의 30분의 1로 떨어져 있다는 사실을 확인했다. 독일의 엘카드 박사도 1,200명의 소변을 채취하여 소변에 섞여 있는 아밀라아제(효소의 일종)를 분석했는데, 노인은 젊은 사람의 절반밖에 활성화하지 않았다고 밝혀냈다.

노화란 체내 효소가 쇠약해지는 현상이며, 생명활동을 지탱하는 효소가 힘을 잃으면 여러 가지 장애가 발생하는 것은 당연하다. 따라서 건강을 유지하기 위해서는 체내 효소를 낭비하지 말고 효소력을 극대화해야 한다.

효소 중심의 생체 리듬을 지키자

'내추럴 파이징'이라는 건강이론이 있다. 이것은 1830년대 미국에서 투약이나 수술을 주류로 하는 의학에 대하여 의문을 가지고 있던 의사들이 만든 것이다. 인간의 일상은 '아침에 일어나 점심에 활동하고 밤에 잔다'는 기본적인 사이클이 있는데, 몸의 생체 리듬도 이와 같아서 사람에게는 소화와 대사에 각각 적당한 시간이 있다는 것이다.

1 : 배설 시간(오전 4시~낮 12시)

몸의 독소를 배출하고 배설을 촉진하는 시간이다. 배설에 효소를 사용하기 때문에 이때 과도한 음식물 섭취는 피하는 것이 좋다. 소화효소가 작용하면 대사효소가 부족해져 대사가 원활히 이뤄지지 않아 체내에 독소가 정체되어 비만의 원인이 되기도 한다. 만약 이때 식사를 해야 한다면 효소가 풍부하고 배설을 돕는 음식을 섭취하는 것이 좋다.

아침에 일어나 배변하는 사람은 내추럴 파이징에서 말하는 생체 리듬에 맞춰 생활하고 있다. 밤에 대사하고 해독한 것을 소변이나 대변으로 배출하는 것이다. 또한 위나 장의 소화기관은 아직 잠에서 온전히 깨지 않은 상태다. 내장이 풀가동을 시작하는 것은 기상 후 3시간 정도 지나서부터다.

2 : 영양보급과 소화 시간(낮 12시~저녁 8시)

아침에 일어나서 조금씩 장기의 움직임이 좋아지고 정오를 넘긴 무렵부터는 소화능력이 좋아진다. 11시~12시 부근이 되어 맹렬히 배가 고픈 사람도 있을 것이다. 그것은 겨우 위장이 잠에서 깨어 음식물을 섭취할 준비가 되었다는 신호다. 소화효소도 활발히 움직이기 때문에 식사를 한다면 이 시간대가 가장 좋다.

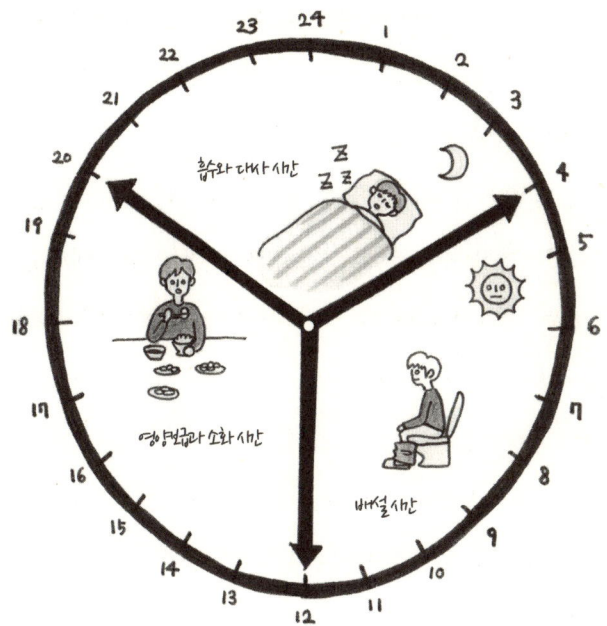

3 : 흡수와 대사 시간(저녁 8시~새벽 4시)

2에서 섭취한 영양소가 소화, 흡수되어 전신을 도는 시간대다. 몸속에서는 신진대사가 활발해지고, 노화된 세포의 재생이나 새로운 효소의 생산, 체내 노폐물의 배설을 준비한다.

이 시간대에 양질의 수면을 취하면 대사가 활성화되어 면역력도 높아지지만, 한밤중에 식사를 하거나 음주, 밤샘을 계속 하면 신진대사도 정상적으로 이루어지지 않아 몸을 망치는 원인이 된다. 또한 암세포는 밤 12시부터 오전 4시 사이에 증식하기 쉽다는 학설도 있다.

오후 8시를 경계로 소화활동에서 대사활동으로 순조롭게 교체되는 것이 중요하다. 이것이 잘 이루어지면 대사활동도 순조롭게 작용하기 때문에 면역력이 높아진다. 가능한 한 오후 8시 이후에는 아무것도 먹지 않는 것이 좋다.

인체는 이 사이클로 하루의 리듬을 만들고 있다. 가급적 생체 리듬에 가깝도록 생활하면 면역력은 높아진다는 사실을 기억하자.

아침식사를 무리해서 먹을 필요는 없다!

아침밥을 잘 챙겨 먹어야 한다고 들으며 자란 사람들이 많다. 물론 하루가 시작되는 아침에 적당한 탄수화물이나 포도당을 공급 받지 못하면 머리회전이 둔해져 학습이나 업무에 지장을 줄 수도 있다. 또 노동을 해야 하는 사람의 경우 체력이 부족해 오전 내내 허기진 상태에서 일할 수도 있다. 이런 주장은 충분히 근거가 있고 나름대로 설득력도 있다.

하루 종일 노동을 하는 사람이라면 아침을 먹는 것이 좋을 수 있다. 그러나 도시에서 생활하는 사무직 종사자들은 육체노동을 거의 하지 않고, 또 전날 밤에 너무 많은 음식을 섭취하여 위가 아직 소화를 덜 끝낸 상태일 수도 있다는 것이 문제다.

실제로 아침식사를 먹을지 말지에 대한 논쟁은 지금껏 세계 여러 나라에서 끊이지 않고 있다.

그러나 앞에서 소개한 본래의 생체 리듬이라는 측면에서 살펴보면 아침식사는 먹지 않아도 우리 몸에 큰 해가 가는 것은 아니다. 일본인이 하루 세 끼를 먹기 시작한 것은 에도시대에 접어들어서부터고, 메이지 시대나 다이쇼 시대까지 아침식사는 변변찮은 것이었다.

현재처럼 '아침밥을 잘 챙겨먹자'는 슬로건이 나붙게 된 것은 2차 세계대전이 끝난 40년대 후반부터였다. 사실 일본인의 체질에 맞는 것은 하루 두 끼 식사가 아닐까? 굳이 아침을 먹는다면 배설을 돕는 효소가 많은 신선한 채소나 과일만으로 충분하다.

하루 두 끼로 저녁 7시경에 저녁식사를 마치면 다음날 점심까지 적어도 17시간은 소화기관이 쉴 수 있다. 잠깐 동안 단식하는 효과를 얻는 셈이다. 지방을 포함하지 않은 식사라면 인간의 위는 3~6시간 정도면 다시 비워진다. 그러나 소화가 채 끝나기도 전에 다른 음식물이 들어온다면 위는 쉴 시간 없이 계속 일해야 하고 그만큼 에너지와 효소를 낭비하게 된다.

그래서 아침은 효소가 풍부한 식단으로 간단히 해결하고, 점심과 저녁만 잘 챙겨 먹어도 충분하다. 단 밤늦은 시간에 지나친 음식물 섭취는 삼가야 한다. 하루 두 끼 식사는 간단히 시도할 수 있기 때문에 몸이 개운하지 않다면 한 번 실행으로 옮겨보자.

영어로 아침식사는 'breakfast'라고 한다. fast에는 '빠르다'는 의미도 있지만, 본래 '단식'이라는 의미다. 하룻밤 아무것도 먹지 않은 상태(fast)를 깨는 것(break), 그것이 바로 아침식사의 어원이다.

단식 후에 먹는 아침식사가 진수성찬이면 좋을 리 없다. 위가 수면에서 아직 깨어나지 않았는데도 아침부터 많이 챙겨먹으면 반드시 몸에 부담을 준다. 소화가 잘되고 정혈작용(혈액을 깨끗하게 정화하는 작용)이 높은 신선한 채소나 과일을 아침에 먹는 것이 이치에 맞다.

컨디션이 나쁠 때는 음식을 먹지 마라

몸 상태가 나빠서 식욕이 없을 때 영양공급을 위해 먹어야 한다는 생각에 억지로 먹을 필요는 없다. 병으로 몸이 아플 때 식욕이 떨어지는 것은 소화효소를 억제하여 그만큼 대사에 쓰일 효소를 늘리고 면역력을 높여 원기를 회복하려는 작용이다. 그것을 간과하고 잘못된 상식에 현혹되어서는 안 된다.

   체력이 떨어지고 몸 상태가 좋지 않을 때일수록 먹지 않는 편이 좋다. 단, 수분 보급은 필요하기 때문에 물은 부지런히 마셔야 한다. 만일 먹을 수 있다면 소화가 잘되고 미네랄과 비타민, 피토케미컬(phytochemical)이 다량으로 함유된 신선한 채소나 과일이 낫다.

피토케미컬은 식물 속에 들어 있는 화학물질로 각종 해충이나 미생물로부터 자신의 몸을 보호하는 역할을 한다. 피토케미컬이 사람의 몸속으로 들어가면 세포 손상을 억제하거나 항산화 작용을 해 건강을 유지시켜준다. 버드나무 껍질에서 추출한 아스피린도 피토케미컬의 일종이다. 따라서 채소나 과일을 주스나 스무디로 만들어 먹으면 소화를 돕고 몸에 부담도 주지 않는다.

아침은 물론 점심이나 저녁도 몸 상태가 되돌아올 때까지 계속 소화가 잘되는 것을 먹으면 원기가 회복된다. 또한 과식이나 과음으로 위가 더부룩할 때는 무나 사과를 갈아먹으면 소화활동에 도움이 된다.

과음은 소화효소를 소모시킬 뿐 아니라 소화되지 못한 잔류물이 장에서 유해균의 먹이가 되어 장내 환경을 더욱 악화시키는 원인이 된다. 위장 기능을 돕고 소화를 촉진하는 무나 사과를 갈아먹으면 위를 깨끗이 하여 속쓰림 같은 불쾌한 증상도 편안해진다.

인간의 위는 원래 두 개였다?

예전에 그물에 걸린 고래의 배를 갈랐을 때 안에서 32마리의 물개가 나온 적이 있었다. 고래는 여러 개의 위장을 가지고 있다고 한다. 그런데 첫 번째 위에서 다음 위로 지나는 통로가 좁은데, 어떻게 마지막 위까지 물개가 도달할 수 있었는지 학자들 사이에서 논쟁이 벌어졌다. 결국 물개가 가지고 있는 효소로 물개 자신을 녹인 뒤에 다음 위장으로 나아갈 수 있었다는 사실이 밝혀졌다.

소나 양, 새도 여러 개의 위를 가지고 있는데, 첫 번째 위에서 소화효소는 분비되지 않는다. 그곳은 먹은 것을 저장해두고 적당한 온도와 수분에 의해 먹은 음식 자체의 효소가 분해를 촉진시키는 공간이다(사전 소화).

그리고 마지막 위에서 겨우 자신의 소화효소를 분비하는데, 사전에 어느 정도 소화가 이루어진 상태라면 본격적인 소화 단계에서는 소량의 자기 소화효소로도 충분히 소화시킬 수 있다. 결국 몸에서 만들어내는 효소의 양이 소량이라도 문제될 것이 없다. 소화에 대한 부담이 가벼워지면 그만큼 효소를 다른 기능에 쓸 수 있기 때문이다.

　인간도 사실 원래 위가 두 개 있었다. 정확히 인간의 위는 두 부분으로 나뉘어 있다. 첫 번째는 식도부터 음식이 들어오는 부분으로 소나 양의 제1위와 마찬가지로 소화효소의 분비가 이루어지지 않는다. 음식 자체가 가진 효소에 의해 사전에 소화되고 더 나아가 비로소 소화효소가 분비되는데, 이것이 두 번째 위다.

　본래 인간의 위는 동물과 마찬가지로 소화효소를 절약할 수 있는 시스템을 갖추고 있음에도 불구하고 우리는 음식물 효소를 제대로 섭취하지 않는다. 효소가 없는 가열조리 음식만 먹는 것은 역시 건강상의 여러 문제를 초래한다.

먼저 효소가 풍부한 음식부터 섭취하자

효소를 잘 섭취하기 위해서는 한 가지 요령이 있다. 그것은 효소를 먼저 섭취하여 위 속에 넣는 것이다. 가열 조리한 것을 먹기 전에 효소가 다량으로 들어 있는 음식물을 섭취한다면 그런 효과를 얻을 수 있다.

효소가 듬뿍 들어간 음식, 즉 신선한 채소나 과일은 위 속을 30분 만에 통과한다. 열차에 비유하면 고속열차이다. 빠르게 통과하고 게다가 스스로 효소를 가지고 있어서 자기소화를 하여 소화를 촉진시킨다.

한편 밥이나 빵 같은 탄수화물은 위 속에 평균 3~4시간 정도 정체해 있다. 열차에 비하면 완행열차다. 게다가 과식하면 소화불량을 일으키고 장에서 발효되어 우리 몸에 해로운 독소와 가스를 발생시킨다.

더욱이 고기나 생선, 달걀, 유제품 같은 동물성 단백질의 경우는 위 속에 4~8시간은 정체해 있다. 이 느린 속도를 비유하자면 열차는커녕 마차 정도가 될 것이다. 과식하면 장에서 부패하기 때문에 유해균을 증식시키고 장내 환경을 악화시킨다. 역류하는 경우도 있어 위에는 도움 될 일이 하나도 없다.

소화관이라는 하나의 선로 안에서 맨 처음에 고속열차가 지나면 이후의 음식물도 수월하게 지나갈 수 있지만 먼저 마차가 지나면 그 뒤는 꽉 막힌 상태가 된다. 신선한 채소나 과일이 비록 효소를 가지고 있더라도 먼저 들어온 동물성 단백질이나 가열조리 음식을 소화하기 위해 이미 몸에서 소화효소가 분비된 뒤이기 때문에 음식물 효소의 힘을 충분히 발휘할 수 없다.

무언가를 먹을 때는 먼저 신선한 채소나 과일부터 손을 대는 습관을 들여야 한다. 이것만으로 당신의 위는 한결 수월하게 소화를 할 수 있고 여분의 효소를 아낄 수 있다. 건강의 핵심은 효소를 낭비하지 않은 생활임을 명심하라. 특히 밥과 고기를 먹기에 앞서 신선한 채소나 과일 같은 효소 음식으로 섭취해야 한다. 과일이나 채소보다는 곡물이 소화하는 데 더 많은 시간이 걸리며, 곡물보다는 단백질이나 지방 성분이 소화하는 데 더 많은 시간을 필요로 한다.

만약에 고기를 먼저 먹고 과일이나 채소를 나중에 먹으면 어떻게 될까? 단백질과 지방으로 된 고기는 아직 소화가 덜 되어 위를 빠져나가지 못하고 있는데, 그 다음에 들어온 채소와 과일은 이미 소화가 다 된 상태에서 부패할 수밖에 없고 그만큼 위에는 음식물로 가득 차 부담이 된다.

효소를 효율적으로 섭취하는 방법

음식에서 현명하게 효소를 섭취하기 위해서는 다음의 3가지 방법을 따르면 된다.

① 저속압착 주서기로 주스를 만든다(회전하는 속도가 빠를수록 세포가 파괴되어 좋지 않다. 1분간 40~80회 정도가 이상적이다).
② 간다(무나 무청, 당근, 셀러리, 오이, 양파, 생강, 고추냉이, 마늘 등). 갈아서 먹으면 효소의 양이 그냥 먹을 때보다 높아진다.
③ 꼭꼭 씹는다(타액 속의 아밀라아제라는 소화효소와 잘 섞는다).

가장 권하는 방법은 손쉽게 다량으로 섭취할 수 있다는 점에서 ①이지만, 저속압착 주서기가 없는 사람도 있을 것이다. 그 경우에는 ②나 ③으로도 상관없다. 그리고 추천하는 효소 음식은 다음과 같다.

- 과일(바나나, 파인애플, 파파야 같은 열대과일은 효소가 매우 풍부하다)
- 신선한 채소

 신선한 채소는 샐러드로 먹어도 좋고 싹둑싹둑 잘라 먹어도 상관없다. 가능한 한 생식으로 섭취하는 것이 좋다. 고온으로 조리하면 효소가 파괴되기 때문에 절대 가열해서는 안 된다. 이외에도 다음과 같은 전통 발효식품도 효소가 풍부하다.

- 피클
- 김치
- 나토
- 생된장
- 단술(감주(甘酒)라고도 하며 쌀로 밥을 지어 엿기름을 우린 물을 부어 삭힌 것으로 발효가 완전히 이루어지지 않아 알코올 성분은 거의 없다)

 이런 발효식품은 우수한 효소의 보고이다. 단, 너무 오랫동안 가열하면 효소는 파괴된다. 이들 효소가 듬뿍 들어간 음식을 매일 한 가지라도 좋으니 식탁에 올리자. 각자 자신의 입맛에 맞는 식재료를 골라 효율적인 방법으로 다량의 효소를 섭취하면 건강을 위한 위대한 첫걸음을 뗀 것이다.

식곤증은 효소가 부족하다는 신호다

점심식사를 한 직후에 졸음이 몰려오는 경우가 있다. 그것은 효소가 부족하여 몸이 쉬려고 하기 때문이다. 수면을 취하는 동안 인간의 몸은 다시 활동할 에너지를 얻는다. 평소 야근이나 밤샘작업이 많다면 건강 상태를 심각하게 고민해야 한다. 야근을 해도 거뜬하다며 건강을 자랑할 것이 아니라 자신의 효소를 낭비하면서 건강을 갉아먹고 있다는 사실을 알아야 한다.

탄수화물이나 단백질, 지방이 많은 식사를 하면 소화에 다량의 효소가 필요해진다. 그러나 체내의 효소가 소화에 많이 사용되면 대사에 사용되는 효소가 부족해지고 신체 활동이 무기력해지기 쉬워 결국 졸음이 몰려오는 것이다.

만일 식사 후에 졸음이 밀려온다면 그것은 과식으로 효소가 부족하다는 신호로 받아들이자. 다음번 식사는 신선한 채소나 과일을 충분히 섭취하고 아무리 배가 고파도 60퍼센트만 채운다는 생각으로 음식물을 섭취해야 한다. 과식을 한 만큼 소화운동에 에너지를 쏟아야 하고 그만큼 효소 소비량도 늘어나기 때문이다.

또 뇌의 식욕중추는 음식물을 먹기 시작한 지 20분 정도 지나서야 포만감을 인지하기 때문에 너무 급하게 식사를 하다 보면 자신도 모르게 과식을 하게 된다. 천천히 꼭꼭 씹어먹는 습관만 들여도 과식의 위험을 줄일 수 있다.

늘 졸음이 몰려오는 사람은 자신의 식생활을 다시 한 번 되돌아보자.

3장

효소가 부족해지는 생활을 멀리 하라

면역력을 높여주는 효소지만 무의식 중에 허투루 쓰이고 있을지도 모른다. 효율적으로 효소를 사용하기 위해서 '해서는 안 되는' 것도 알아둬야 한다.

8할도 많다! 6할만 먹자

세상의 이치가 그러하듯 흔히 조금 부족하다 싶을 때 숟가락을 내려놓으라고 말한다. 조금 덜 먹으면 의사도 필요 없다고 한다. 또 위의 6할 정도만 채우면 늙지 않는다고 한다. 결국 소식하는 것이 건강하게 오래 사는 비결이라는 뜻이다.

소식하면 소화효소의 낭비를 막을 수 있어 그 만큼 효소가 다른 대사에 쓰인다. 실제로 하웰 박사의 실험에 따르면, 물벼룩, 파리, 쥐 같은 많은 벌레나 작은 동물, 물고기의 수명은 먹이의 양에 따라 다르다는 결과가 나타났다. 먹이의 양을 제한하지 않고 마음껏 먹도록 주었을 경우와 배가 조금 부를 정도(약 60퍼센트)로 제한한 경우를 비교해보니 전자에 비해 후자의 수명은 2배나 길었다고 한다. 역시 많이 먹어서 이로울 것이 하나도 없다.

벌레나 동물들도 무제한으로 먹이를 먹이면 효소의 과잉 소비로 인하여 수명이 짧아지는 것이다. 이것은 인간도 다르지 않다.

또한 면역력을 키우기 위해서는 장의 건강 상태가 중요하다는 점을 지금까지 수없이 이야기했다. 장에는 80퍼센트의 면역력이 집중되어 있고 장의 상태가 나빠지면 면역력도 저하되어 각종 질병이 나타나고 몸의 균형도 무너진다.

건강과 젊음의 열쇠를 쥐고 있는 것은 장이다. 장이 노화하지 않도록 유지하는 것이 원기왕성하게 오래 사는 비결인 셈이다. 장을 젊게 유지하고 혹사시키지 않으면서 장내 환경의 균형을 잡아주기 위해서는 어떻게 해야 할까? 해답은 바로 '소식(小食)'이다. 물론 효소가 풍부한 음식으로 말이다.

과식과 야식은 효소를 낭비시킨다

'오늘 너무 먹었나봐.' '밥을 먹었더니 졸음이 오네. 잠이나 자야겠다.' '출출한데 야식을 좀 먹어볼까?' 이런 생활이 낯설지 않을 것이다. 모두 위장의 건강을 해치는 생활습관으로 효소영양학적으로도 정말 최악의 습관이다. 소화력과 위장의 건강이 면역력을 크게 좌우한다.

앞에서도 말했지만 과식하면 위나 장의 소화효소를 총동원

해도 부족하다. 그 때문에 대사에 쓰일 효소가 소화에 쓰여 대사가 제대로 이루어지지 못한다. 그러면 장기의 건강 상태가 나빠지고 기능이 떨어지며 각종 질병과 이상증세가 나타난다.

식사 직후에 잠자리에 드는 것도 심각한 결과를 초래한다. 위 안에 있는 펩신이나 아밀라아제라는 소화효소는 수면 중에는 작용하지 않기 때문이다. 그 결과 위벽에 상처를 주는 세균인 헬리코박터 파일로리가 증식하여 위궤양이 되거나 심한 경우에는 위암의 원인이 되기도 한다. 또한 밥을 먹은 직후 잠이 몰려오면 그것은 효소가 부족하기 때문이다. 몸이 더 많은 효소를 필요로 하고 있다는 신호를 보내는 것이다.

물론 야식도 좋지 않다. 사람의 생체 리듬 중 저녁 8시부터 오전 4시까지는 대사활동 시간이다. 대사에 힘을 쏟아야 하는 시간대에는 소화에 힘을 쏟을 수 없는데, 늦은 시간에 육류나 튀김처럼 기름기가 많은 음식을 먹으면 장내 부패는 피할 수 없다. 부디 이런 식생활은 하루 빨리 청산하길 바란다. 자신의 식생활을 돌아보고 지금 당장 바꾸지 않으면 효소가 부족해지고 결국 면역력은 더욱 떨어진다.

3대 영양소의 과잉섭취 금지!

영양소를 소화한다는 측면에서 생각해보자. 먼저 9대 영양소 중 비타민이나 미네랄, 피토케미컬은 매우 작아서 분해 작업 없이도 소화·흡수할 수 있다. 식물성 섬유질은 원래 흡수되는 것이 아니라 체내의 불필요한 물질을 배설시키는 데 사용되기 때문에 분해 작업은 필요하지 않다.

그런데 문제는 3대 영양소다. 탄수화물, 단백질 그리고 지방은 생명을 유지하는 데 매우 중요한 영양소이지만, 이들 영양소는 소화과정에서 많은 효소를 사용한다. 탄수화물은 포도당, 단백질은 아미노산, 지방은 지방산의 최소 단위가 될 때까지 분해하지 않으면 체내에 흡수되지 않아 영양소로서 체내에서 활용할 수 없기 때문이다.

실제로 3대 영양소는 지나치게 섭취하면 다양한 증상을 불러일으킨다는 사실이 계속 밝혀지고 있다.

- 탄수화물의 소화불량 : 산화하여 장에서 이상 발효를 일으킨다. 방귀나 복부 팽만감을 증가시키고, 포도당이 순조

롭게 에너지로 전환되지 못해 알츠하이머 같은 뇌의 문제나 혈당치의 이상을 일으킨다.

• 지방의 소화불량 : 장에서 산패(지방이 산화하여 부패하는 현상)를 일으킨다. 지방이 소화되지 못하면 지용성 비타민(A, D, E, K)이 정상적으로 작용하지 않아 비타민 부족을 일으킨다. 또한 유해 콜레스테롤에 의해 호르몬 생성이 순조롭게 이루어지지 않아 면역력이 저하되고 지질이상증이 나타난다.

• 단백질의 소화불량 : 장내에서 산화하여 부패한다. 신장이나 간장에 과도한 부담을 주고 통풍이나 골다공증, 혈액을 끈적끈적하게 만들고 면역력 저하, 관절통, 요통, 발진 같은 증상을 일으킨다.

이들 영양소는 몸에 반드시 필요한 것이지만 필요 이상으로 과다 섭취하면 우리 몸을 병들게 한다. 현대인들을 고통스럽게 하는 많은 질병들은 이들 3대 영양소의 결핍이 아니라 과잉 때문에 생겨난다. 따라서 3대 영양소를 과다 섭취하여 효소를 허투루 낭비하는 일을 피해야 잃어버린 건강을 되찾을 수 있다.

몸에 좋은 지방과 먹지 말아야 할 지방

지방은 몸에 나쁘고 비만의 원인이라는 이미지가 강하다. 물론 지방의 과잉섭취는 비만의 원인이 된다. 소화과정에서도 다른 영양소들보다 더 많은 시간이 걸리고 효소를 낭비한다. 소화되지 못한 지방은 장에서 부패하여 장내 환경을 악화시키고 면역력을 떨어뜨린다.

그러나 오로지 나쁘기만 한 것은 아니다. 세포막의 70퍼센트, 뇌의 60퍼센트는 지방으로 이루어져 있다. 따라서 지방이 없으면 세포는 존재할 수 없고 뇌도 기능하지 못한다. 물론 여기서 말하는 지방은 오메가-3와 오메가-6 같은 건강한 지방을 말한다. 트랜스 지방이나 경화유 같은 것들은 우리 몸에 필요 이상으로 축적되고 혈액순환을 방해하는 등 갖은 부작용을 일으킨다.

지방은 그밖에도 체온을 유지하고 호르몬의 원료가 되어 체내에서 비타민(A, D, E, K 등)을 운반하고 흡수를 돕기도 한다. 게다가 전신의 기능(눈이나 귀, 코, 폐의 기관지 수축이나 확대 등)을 좌우하는 에이코사노이드(eicosanoid)라는 국소 호르몬을 분비하는 데도 지방의 역할은 매우 중요하다.

따라서 무조건 지방 섭취를 차단하는 것만 생각해서는 안 된다. 저지방 식단보다 더 중요한 것은 '좋은 지방' 식단이다. 단, 식사를 통해 섭취한 지방은 그대로 세포막이 되거나 지방세포가 되기 때문에 그 지방의 질(지방산)이 건강에 큰 영향을 미친다는 것을 염두에 둬야 한다.

그렇다면 좋은 지방과 나쁜 지방은 어떻게 구분할 수 있을까? 우리가 피해야 할 지방은 다음과 같다.

① 트랜스 지방산
② 산화된 유지
③ 과잉 리놀산유

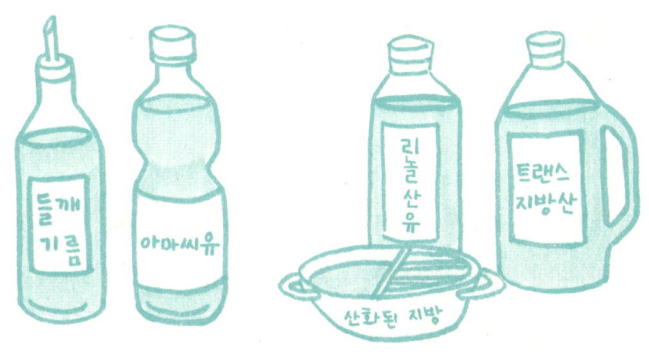

몸에 좋은 지방 VS 몸에 나쁜 지방

① 트랜스 지방산

트랜스 지방산은 마가린이나 쇼트닝의 원료다. 인간의 체내에서 대사되지 않는 인공적인 식품으로서 변질되지 않는다. 그러나 인체의 세포막 속으로 들어가 세포막이나 세포가 원활한 제 기능을 하지 못하도록 방해하고 비타민 등의 영양물질을 먹어치우는 유해지방이다. 플라스틱이나 셀룰로이드 같은 화학제품을 녹일 정도로 독성이 강한 기름이라 사용을 금지한 나라도 많다.

② 산화된 유지

유지는 장시간 공기와 접촉하거나 고온에서 가열하면 산화가 진행된다. 산화한 기름을 먹으면 혈중에 LDL콜레스테롤과 산화한 과산화지질(노화의 원인인 활성산소의 일종)이 발생하여 동맥경화의 원인이 된다. 또한 과산화지질이 과잉으로 작용하면 활성산소가 만들어진다. 튀기거나 볶거나 오랜 시간이 경과한 요리는 산화된다. 감자튀김처럼 기름에 튀겨낸 스낵과자도 산화한다.

③ 과잉 리놀산유

이전에는 '식물성 기름은 건강에 좋다'고 했지만 그것은 잘못된 생각이다. 식물성 기름에 많이 포함된 리놀산의 과잉섭취가 최근에 문제가 되고 있다. 알레르기나 암, 심장, 면역에 관한 병에 영향을 미치고 있다는 사실이 밝혀진 것이다. 마가린이나 드레싱, 마요네즈나 스낵의 원료가 되는 것 외에 대두나 밀가루, 쌀 같은 곡물에도 함유되어 있어 우리는 자신이 모르는 사이에 다량의 리놀산을 섭취하고 있으므로 불필요한 인스턴트 가공식품의 섭취를 줄여야 한다.

한편 몸에 좋은 지방은 다음과 같다.

① α-리놀렌산유
② 오메가-3 EPA · DHA
③ 올레산유

이 중에서도 특히 좋은 것은 α-리놀렌산유와 오메가-3 EPA · DHA이다. 이런 양질의 지방을 포함한 식품에는 다음과 같은 것들이 있다.

- 자연산 등푸른 생선(DHA나 EPA에는 혈액을 깨끗하게 만드는 불포화지방산이 많다)
- 아마씨유, 들깨기름(α-리놀렌산이 풍부하다)
- 아몬드, 호두, 피스타치오 같은 견과류(α-리놀렌산, 올레산 등 몸에 좋은 지방이 많다)

앞에서 '과잉 리놀산유'가 몸에 좋지 않다고 말했는데, 그대책으로 리놀산유와 같은 양이나 그 이상으로 a-리놀렌산유를 섭취하는 것이기 때문에 a-리놀렌산유를 적극적으로 섭취하자. 단, 몸에 좋은 기름이라도 가열하면 곧 산화된다는 사실을 잊지 말자. 샐러드의 드레싱에 넣어 먹으면 좋다.

그리고 가열해도 좀처럼 산화하지 않는 양질의 기름으로 유채씨 기름이나 포도씨 기름, 현미유, 들깨기름, 참기름이 있다. 요리에 따라 적당히 골라서 사용하면 좋다. 기름이 모두 나쁜 것은 아닌 만큼 좋은 지방과 나쁜 지방을 구분할 줄 알아야 하고 무조건 저지방 식단에 목맬 필요는 없다.

면역력을 떨어뜨리는 음식

지금까지의 설명에 덧붙여 몸에 좋지 않은 식품에 대하여 소개한다. 이것들은 체내에 들어와 부패하여 많은 효소를 허투루 사용하도록 만든다. 그리고 반드시 면역력의 저하로 이어진다. 주의해서 섭취해야 할 식품으로 자주 언급되는 것들인데, 잘 읽고 반드시 기억해두길 바란다.

① 설탕

　백설탕의 성분인 자당은 포도당과 과당이 붙어서 만들어져 있다. 이 두 가지 성분은 단독으로 있으면 몸에 좋은 영양소가 되지만, 서로 붙어 있으면 소화효소가 동원되어도 좀처럼 분해되지 않는다. 그 때문에 소화효소를 대량으로 낭비하면서도 결국엔 소화불량 상태로 끝나버린다.

　소화되지 않고 혈액 속에 들어간 자당은 바이러스나 유해균의 먹이가 된다. 위에 남은 자당은 헬리코박터 파일로리균을 증식시키고, 소장에서는 유해균의 먹이가 되어 유해균과 유익균의 균형을 무너뜨린다. 대장 역시 유해균이 우위에 서는 상태가 된다.

　몸을 지키는 백혈구가 유해균을 퇴치하기 위해 나서지만, 이 과정에서 백혈구는 활성산소를 생성하여 장기는 위험에 노출되고 각종 질병을 일으킨다. 그 외에도 설탕의 해로운 점은 4장에서 자세히 소개하고 있기 때문에 단맛의 과자를 선호하는 사람은 꼭 읽어보자.

② 동물성 단백질

　기력이 떨어져 있을 때는 고기를 먹어야 힘이 난다고 말하는 사람들이 있는데, 이것은 효소영양학적으로 터무니없는 이론이다. 우리 몸은 피로할 때일수록 효소가 필요하다. 지쳤을 때 소화에 부담이 되는 가열조리 음식이나 고단백질, 고지질의 음식을 먹으면 위장이 쉬지 못하고 효소를 낭비해 회복이 더뎌진다.

　동물성 단백질은 다른 식품에 비해 소화하는 데 많은 에너지와 다량의 효소가 필요하다. 소화되지 못하고 남은 음식 찌꺼기는 장에 남아 부패하고 장내의 유해균을 증식시키고 설탕이 일으키는 증상과 같은 결과를 초래한다.

　장에는 면역력의 80퍼센트가 집중되어 있기 때문에 유해균이 증식하면 당연히 면역력은 저하되고 만다. 또한 소화가 다 되지 못한 단백질 찌꺼기인 질소 잔해물이 혈액 속으로 들어가 혈액을 끈적거리게 만든다.

　육류뿐 아니라 생선이나 달걀, 유제품도 동물성 단백질이다. 이런 음식들은 모쪼록 과식하지 않도록 주의하자.

③ 식품첨가물

　당신은 1년에 어느 정도의 식품첨가물을 섭취하고 있는지 알고 있는가? 일본인은 4~8킬로그램 정도의 어마어마한 양의 식품첨가물을 1년 동안 먹고 있다. 그 중에는 국가 기준에는 문제되지 않지만 발암성이 의심되는 것도 다수 있다.

　햄이나 소시지, 베이컨에 포함된 아질산나트륨(발색제)이나 인산염(결착제), 냉동식품이나 훈제에 포함되어 있는 솔빈산 K(칼륨·합성보존료), 인스턴트 라면에 포함된 BHA(산화방지제), 과자나 청량음료에 포함된 식용적색 2호(합성착색료)…… 일일이 언급할 수 없을 정도로 모든 가공식품에 들어 있다.

　식품첨가물이 암을 일으킬 수 있다는 위험성은 전문가들에 의해 종종 지적되고 있다. 이들 식품첨가물은 효소의 기능을 저하시키거나 효소의 낭비로 이어지는 결과를 초래할 수 있다. 게다가 효소 자체를 변성시켜 오히려 발암 위험을 높이거나 미네랄의 흡수를 방해하는 등 건강을 해치는 수많은 부작용을 일으킨다.

　이렇게 경고해도 식품첨가물이 든 음식을 태연히 먹는 사람도 있을 것이다. 지금 당장 위중한 질병에 걸리지 않을 뿐이지 당신의 몸은 서서히 병들고 있다. 앞으로는 식품을 살 때 어떤 성분이 들어 있는지 성분표시를 체크해보는 것이 좋다.

효소를 괴롭히고 면역력을 떨어뜨리는 약

우리는 어딘가 몸이 안 좋거나 병에 걸리면 약을 먹는다. 그러나 몸에 좋을 것이라 믿고 먹는 약 중에는 효소의 기능을 저해하는 것도 있어 주의가 필요하다.

약에는 효소의 기능을 약화시키는 '효소 장애'의 원리를 응용하여 만들어진 것들이 많다. 예컨대 페니실린이 그렇다. 이 약은 우리 몸에 유해한 활성산소의 어떤 부분을 닫아 죽이거나 증식을 막음으로써 증상을 호전시킨다. 그러나 페니실린은 안타깝게도 체내의 효소도 쇠약하게 만든다.

항생물질도 그렇다. 세균의 막에 있는 효소를 괴롭혀 세균을 사멸시키는데, 세균 중에서도 유해균만을 죽이는 것이라면 문제될 것이 없다. 하지만 이 과정에서 적은 수일지라도 유익균도 함께 죽인다. 그 때문에 특정 증상을 개선하기 위해서 항생제가 일시적으로 의미 있는 작용을 하더라도 장기간에 걸쳐 복용한다면 몸에는 분명 해로운 결과를 초래한다.

또한 효소 저해제가 아니더라도 약은 인공적인 화합물로 만들어져 있기 때문에 인체 입장에서는 '이물질'로 인식된다. 약효가 강해 효과가 또렷이 나타나는 약은 대부분 강한 효소억제제라 할 수 있다.

실제로 1993년부터 2001년에 워싱턴주에서 실시된 주민건강 조사에 따르면, 항생물질의 장기간 복용이 얼마나 위험한지 알 수 있다. 유방암에 걸린 2,266명과 그렇지 않은 7,953명을 비교 검토한 결과, 항생물질을 전혀 사용하지 않은 여성에 비하여 항생물질을 1~50일 투여한 여성이 유방암에 걸릴 위험이 1.45배 정도 높았다. 항생물질을 50~100일 투여한 경우는 2.14배나 높았다. 항생물질을 사용할수록 유방암이 증가하는 이유는 장의 면역력 저하 때문이라고 생각할 수 있다.

더욱이 많은 사람들이 가볍게 복용하는 진통제 역시 한 번쯤 다시 생각해봐야 한다. 두통이나 치통, 생리통에 습관적으로 사용되는 진통제도 장기간 복용하면 위궤양이 되거나 심한 위염이나 위통을 일으킬 수 있다. 진통제의 장기간 복용으로 인해 손발이 차가워지고 대사가 떨어져 면역력 저하로도 이어진다.

이 외에 위장약도 주의가 필요하다. 지나친 복용은 소화불량을 만성화시킨다. 소화불량을 일으키면 다시 위약에 의존하게 만들기 때문이다. 위장약을 계속해서 복용하면 위는 더욱 나빠질 뿐이다. 즉 약 없이는 소화를 제대로 할 수 없는 상태가 되며 본래 타고난 소화기능은 무기력해진다.

기본적으로 소화는 소화효소와 비타민이나 미네랄, 소화액(위산)에 의해 이루어진다. 소화효소가 충분하고 소화액의 기능이 좋으면 소화불량은 일어나지 않는다. 그러나 효소가 부족한 식생활이 오랫동안 이어지면 위산이 부족해지고 소화불량이 된다.

텔레비전에 나오는 위장약 광고를 보고 있으면 '위산 과다'가 소화불량이나 위장병의 원인이라 생각할 수 있지만, 사실은 그 반대로 '위산 과소' 혹은 '위산 제로'의 상태가 이어지기 때문에 위에 부패균이 증식하여 반사적으로 '위산 과다'가 되는 것이다.

위산 과소의 원인은 다음과 같다.

① 제산제 같은 위장약의 상습 복용
② 과식
③ 식후 잠자리에 바로 들거나 야식을 즐기는 생활
④ 과도한 스트레스

그 중에서도 위장약의 상습 복용은 악순환의 가장 큰 원인이 된다. 시판되는 위장약도 대부분 위 기능을 약화시키는 것이다. 그렇기 때문에 위산 분비는 더욱 적어지고, 또 다시 위장약을 먹게 되는 악순환을 초래하기 쉽다.

소화불량을 개선하는 방법은 역시 효소가 듬뿍 들어간 식사

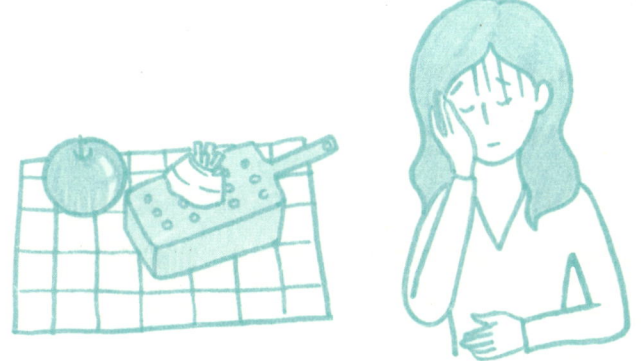

사과나 무를 갈아먹으면 위의 부담을 덜어준다

를 하는 것이다. 또한 무나 사과를 갈아먹는 것도 좋다. 소화력이 떨어졌을 때는 단식으로 소화기관을 쉬게 하는 것도 좋은 방법이다. 건강을 위한 근본적 해결책은 약에 의지하는 것이 아니라 건강한 식단을 꾸려 꾸준히 실천하는 것이다.

씨앗이나 현미를 먹을 때 주의사항

'씨앗은 위험한 음식'이다. 이렇게 말하면 깜짝 놀라는 사람들이 많다. 어떤 씨든 강력한 효소억제물질(ABA, 아브시신산)을 포함하고 있기 때문에 주의해서 먹어야 한다. 효소억제물질은 체내에 들어오면 효소를 빼앗는 특성이 있다.

식물의 씨앗은 배젖의 영양을 에너지로 바꾸기 위하여 많은 효소를 함유하고 있어 영양만점이다. 그러나 발아에 적합한 장소에 떨어지기 전에 효소가 기능해서는 안 된다. 그런 까닭으로 씨앗은 효소의 작용을 억제하는 효소억제물질도 함께 가지고 있다. '싹을 틔워도 좋은' 즉 수분이 충분히 있어 크게 성장할 수 있는 환경이라 판단되지 않는 한 '나를 먹지 마!'라고 경고라도 하듯 효소억제물질을 분비한다.

이런 효소억제물질은 인체에 해로울 수 있다. 그래서 사과 같은 과일의 씨앗도 함부로 먹어서는 안 된다(오이나 딸기의 씨앗은 상관없다). 효소억제물질은 12~24시간 물에 담가두면 물속에서 사라지기 때문에 현미나 콩 등을 먹을 때는 12시간 이상 물에 충분히 담갔다가 조리해야 한다.

야생 다람쥐는 발견한 씨앗을 즉시 먹지 않는다. 일단 땅에 묻고 며칠 뒤에 파내어 먹는다. 이것은 토양의 습기로 효소를 활성화시켜 유독한 억제물질을 제거하는 과정이다.

건강을 위해서 '현미'를 선택하는 사람도 많은데 현미는 의외로 까다로운 식품이다. 현미도 씨앗이기 때문이다. 그래서 현미는 12시간 이상 물에 담근 뒤에 싹이 나오기 직전(전 발아상태)의 것을 먹어야 한다. 그 상태라면 아미노산의 일종인 GABA도 활성화한다. 여기에 영양을 보충하기 위해 다시마나 말린 표고버섯, 우엉이나 고구마 외에 피, 조, 수수 등의 잡곡이나 깨, 말린 톳, 말린 무말랭이, 한천가루, 매실장아찌(소금에 절인 매실을 말렸다가 차조기 잎을 섞어 담근 장아찌. 우메보시라고 함)를 넣고 끓이면 좋다.

그렇다면 백미의 경우는 어떨까? 백미를 처음 먹기 시작했을 때 각기병에 걸리는 사례가 매우 많았다. 헤이안 시대의 볼이 통통하게 처진 미인의 얼굴도 사실은 각기병에 걸린 여성의 얼굴이다. 서민은 피나 조, 보리 같은 잡곡을 먹어 각기병에 걸리지 않았지만, 귀족은 사치스럽게 백미를 먹어 오히려 각기병에 걸렸던 것이다. 그래서 주식으로는 잡곡이나 앞에서 말한 식재료를 반찬으로 충분히 먹어야 한다.

격한 운동은 면역력을 떨어뜨린다?

'동물의 수명은 잠재효소의 소모가 많을수록 줄어든다'고 하웰 박사는 말한다. 심한 운동을 계속해온 스포츠선수는 의외로 병에 걸려 일찍 세상을 떠나는 경우가 많다는 사실이 최근에 밝혀졌다. 적절하게 몸을 움직이면 긴장완화 호르몬이 나와서 스트레스 해소가 되지만, 몸을 극한에 다다를 정도로 맹렬히 혹사시키는 스포츠는 오히려 스트레스 호르몬이 분비되어 다량의 활성산소를 발생시킨다.

하웰 박사는 트론트 대학에서 실시한 실험을 소개했다. 수온을 달리하여 물벼룩을 사육한 결과, 수온이 최저 8도인 비커에 있던 물벼룩은 108일 동안 생존했지만, 온도다 높아짐에 따라서 생존 일수가 감소하고 28도라는 가장 높은 수온에 있던 물벼룩은 단 26일밖에 살지 못했다.

물벼룩은 몸이 투명하여 심장의 움직임을 관찰하는 데 적합하다. 8도의 물에 있던 물벼룩의 심장은 1초 동안에 2회 뛰었는데, 28도의 물에 있던 물벼룩은 7회나 뛰었다. 또한 차가운 물의 물벼룩은 거의 움직이지 않았지만 따뜻한 물의 물벼룩은 많은 에너지를 소비하여 대사효소를 다량으로 소모했다. 과도한 운동은 오히려 면역력을 떨어뜨리고 수면을 단축시키는 것이다.

인간의 경우, 체내 온도는 일정하게 유지되기 때문에 물벼룩과 달리 추운 지역에 산다고 해서 장수하는 것은 아니다.

'열심히 활동할수록 효소가 소모된다. 효소의 단기적인 소모를 막기 위해서는 외부에서 음식물 효소를 충분히 섭취할 수밖에 없다'는 것이 하웰 박사의 주장이다. 그렇게 음식에 포함된 음식물 효소만이 잠재효소의 소모를 막고 몸의 노화를 늦추며 면역력을 높이는 원동력이 된다.

무엇이든 지나친 것은 부족한 것보다 바람직하지 않다. 지나친 운동 역시 효소의 낭비로 이어진다는 점을 기억하자.

면역력을 떨어뜨리는 생활스타일

면역력을 떨어뜨리는 식생활과 생활스타일은 다음 표와 같다. '독성중금속 섭취'란 자신도 모르는 사이에 섭취하는 농약의 잔류물이나 생선 섭취에 의한 것이다. 수돗물에는 염소와 트리할로메탄(trihalomethane)이 들어 있고 '초산태질소'는 동물성 퇴비나 농약에 포함된 초산성질소가 문제가 되므로 일람표에 넣었다.

담배	1	자당(설탕)의 과식
고단백질 위주의 식생활	2	(어떤 종류의)약물 과잉
트랜스 지방산	3	가열식만 먹는 식습관
고지방 식생활	4	저(무)섬유식
산화한 유질	5	과식
독성중금속 섭취	6	전자파의 피폭
야식	7	극단적인 편식(영양부족)
알코올 과다섭취	8	초산태질소
리놀산 과다섭취	9	잔류농약 오염식품
비만	10	강한 스트레스
식후 바로 잠자리에 들기	11	전자레인지의 다용
수돗물의 음용	12	독성첨가물 과다섭취
운동 부족과 일광욕 부족	13	염분 과다식

* 아래로 내려올수록 위험도가 낮다

4장

효소는 여자의 몸을 아름답게 만든다

여성의 체내에서도 효소는 엄청난 힘을 발휘한다. 다이어트, 미용, 안티에이징에 효소는 어떤 역할을 할까? 효소를 잘 섭취하면 언제나 날씬하고 아름답게 몸매를 유지할 수 있다. 당신도 오늘부터 효소 생활을 시작하자!

아름다워지기 위해 버려야 할 편견

수많은 다이어트를 시도해봤지만 조금도 살이 빠지지 않는다거나 항상 건강했는데 다이어트 이후 몸이 안 좋아지기 시작했다고 말하는 사람들이 꼭 알아야 할 것이 있다. 잘못된 음식이나 다이어트 상식에 휘둘려 그것을 믿고 실행해도 결국은 기대했던 결과를 얻지 못하는 경우가 대부분이다.

당신은 건강하고 아름답게 살아가기 위한 올바른 지식을 알고 있다고 자부하는가? 여기서 소개하는 것은 모두 효소 영양학의 관점에서 볼 때 '잘못된' 상식들이다. 바른 지식을 익혀 아름답고 건강한 몸매를 유지하자.

편견 1 : 아침식사는 꼭 든든히 챙겨먹는다?

인간 본연의 생체 리듬에서 보면 아침은 배설하는 시간이다. 식욕이 없는 것이 당연하다. 억지로 먹어서는 안 된다. 아침부터 가열조리 음식을 많이 섭취하면 소화불량을 일으킬 수 있다. 당연히 효소가 없는 가열조리 음식은 당신의 몸에서 효소를 소모시킨다. 소화효소의 낭비는 이제 그만두자. 아침식사는 신선한 채소나 과일처럼 효소가 충분한 음식으로 가볍게 먹는 것이 좋다.

편견 2 : 신선한 채소는 몸을 차게 만든다?

신선한 채소를 먹으면 몸이 차가워진다는 상식에 사로잡혀 오랫동안 모든 채소를 가열하여 먹고 있는 사람들도 꽤 많다. 분명 우리의 몸은 따뜻한 것을 먹으면 따뜻해지고 차가운 것을 먹으면 차가워진다. 그러나 그것은 일시적인 현상이다. 비록 순간적으로 몸이 차게 느껴지지만 잠시 후 시간이 흐르면 효소가 작용하기 시작하여 말초 혈관까지 혈액순환이 원활하게 이루어진다.

　신선한 채소나 과일을 먹는 것으로 냉증이 개선된다는 연구 결과도 그 수를 헤아릴 수 없을 만큼 많다. 무조건 채소나 과일을 날 것으로 먹는다고 해서 몸이 차가워지는 것은 아니다. 신선한 채소가 몸을 차갑게 하는 것이 아니라 효소 부족이 몸을 차갑게 만들고 균형을 무너뜨린다는 사실을 기억하라.

편견 3 : 과일은 살이 찐다?

과일에는 당분이 많아 살이 찐다고 믿고 있는 사람들이 있다. 과일의 단맛을 내는 것은 과당이나 포도당인데, 이것들은 소화가 잘되어 곧 에너지로 바뀌는 우수한 당분이다. 과일 자체도 소화가 잘되어 체내 효소를 낭비하지 않을 뿐더러 위장에도 부담을 주지 않는다.

과일의 80~98퍼센트는 양질의 수분으로 이루어져 있으며 미네랄이나 비타민, 항산화물질인 피토케미컬, 여기에 섬유질도 풍부하다. 과일을 매일 먹으면 면역력은 확실히 향상된다. 과일 중에서도 바나나, 파인애플, 사과, 멜론, 키위, 오렌지, 딸기, 파파야는 단백질 분해효소가 다량으로 들어 있어 다이어트에도 효과적이다.

편견 4 : 칼로리를 제한하면 살이 빠진다?

칼로리 때문에 살이 찐다고 믿고 있는 사람이 너무도 많다. 4장에서 상세히 소개하고 있지만, 먹는 양을 줄여 칼로리를 제한한다고 해서 살이 빠지는 것은 아니다. 문제는 지질의 양과 질이다. 질적으로 나쁜 지방을 먹으면서 매일 칼로리를 계산

한들 무슨 소용이 있겠는가? 나쁜 지방을 많이 섭취하면 유감스럽게도 살은 빠지지 않는다.

편견 5 : 지방은 무조건 살이 되므로 먹지 않는다?

다이어트의 적으로 여겨지는 지방이지만, 무조건 섭취해선 안 되는 것은 아니다. 사실 몸에 있어 지방은 매우 중요한 역할을 한다.

　섬유질로 단단해진 변을 부드럽게 이동시켜 배출시키거나 변의 부피를 늘리는 데 도움이 되기도 한다. 또한 지방은 본래 세포막이나 뇌를 구성하는 성분 중 하나다. 오메가-3는 세포막을 둘러싸고 있는 주요 성분이며 두뇌의 60퍼센트는 지방으로 구성되어 있음을 잊지 마라. 사람은 지방 없이는 살아갈 수 없다.

　단, 우리 몸에 좋은 지방과 나쁜 지방이 있을 뿐이다. 앞에서 언급한 내용대로 트랜스 지방이나 산화된 유지, 경화유 같은 것들은 절대 섭취하지 않도록 해야 한다.

칼로리를 줄이면 살이 저절로 빠질까?

다이어트를 위해서 먹는 음식물의 칼로리를 꼼꼼히 계산하는 사람들이 많아졌다. 과식하면 곧 살이 찐다는 사실은 이미 상식이 되어버렸다. 그러나 정말 칼로리 섭취량을 줄이기만 하면 살이 빠지는 것일까?

여기서 흥미로운 데이터를 소개하고 싶다. 1988년 미국의 스탠퍼드 대학의 연구팀은 155명의 남성의 식사와 체중을 조사했다. 그 결과, 체중·체지방률과 지방섭취량에 상관관계가 있다는 사실이 밝혀졌다. 지방을 많이 섭취하는 사람일수록 지방 과다의 비만이었다. 칼로리 섭취량과 체지방률 사이에는 연관성을 찾아볼 수 없었다.

그로부터 10년 뒤인 1998년 미국의 하버드 대학을 중심으로 한 연구팀도 '식사의 칼로리 섭취량과 체지방률 사이에는 거의 관계가 없지만 지방섭취량과 비만도에는 또렷한 관련성이 있다'고 보고했다.

결국 칼로리 제한만으로는 살을 뺄 수 없고 지방의 섭취량을 제한하지 않고서는 다이어트의 의미가 없다는 것이다. 그런데 왜 지방섭취량이 칼로리 섭취량보다도 체지방률에 영향을 미치는 것일까?

그 이유는 대사효율에서 찾을 수 있다. 지방(지질)과 탄수화물·단백질은 대사효율이 다르다. 지방은 손쉽게 몸에 축적되기 때문에 먹은 양만큼 고스란히 몸에 쌓이지만, 탄수화물은 대사에 에너지가 필요하기 때문에 몸에 쌓이는 양은 적다. 따라서 같은 칼로리를 섭취해도 탄수화물이나 단백질보다 지방이 더 살찌기 쉽다(그렇지만 탄수화물이나 단백질도 과식하면 효소의 낭비를 초래하기 때문에 과잉섭취는 금물이다).

결국 체중감량을 위해서는 칼로리 계산을 하기보다 나쁜 지방의 섭취량을 줄여야 한다.

지방과 설탕을 동시에 섭취하면 최악이다

'단것을 좋아하는 사람은 살이 쉽게 찐다'고 말한다. 그러나 단것만 좋아하고 지방을 많이 먹지 않는 사람은 의외로 살이 찌지 않고, 오히려 살이 빠지는 사람도 있다.

이에 관한 흥미로운 실험 결과가 있다. 미시건 대학의 아담 드레우노스키 교수는 우유, 크림, 설탕의 양을 조금씩 달리하여 단맛과 지방이 각기 다른 20종류의 음료를 만들어놓고 이것들을 마신 경우의 체지방률의 변화를 조사했다. 체중 40킬로그램 정도의 날씬한 사람부터 100킬로그램에 가까운 고도 비만인 사람까지 다양한 체형의 여성에게 마시게 하고 가장 맛있는 것을 선택하도록 했다.

그러자 살찐 사람이 선택한 것은 설탕의 양보다 지방의 양이 많은 음료, 마른 사람이 선택한 것은 단맛이 많은 음료였다. 결국 단맛(설탕)보다도 지방이 비만의 원인이었다는 것을 알 수 있었다.

그렇다면 왜 설탕과 지방(지질)의 조합이 비만의 원인이 되는 것일까? 간단히 말하면, 설탕(자당)이 체내에 들어오면 인슐린이라는 호르몬이 과잉으로 분비된다. 인슐린은 에너지를 생성하는 반면, 포도당을 지방으로 전환시키고 지방을 합성하는 작용도 한다. 함께 체내에 들어온 지방은 인슐린의 작용에 의해서 연소되지 못하고 지방으로서 축적된다.

이 두 가지가 조합됨으로써 비만은 더욱 가속된다. 설탕에 지방이 추가된 식품, 결국 시판되는 과자에는 첨가물도 많아 효소의 기능을 방해하는 경우가 대부분이다. 설탕은 분해도 어렵고 효소의 낭비로 이어진다는 점을 기억하고 과자를 삼가자. 단것이 먹고 싶을 때는 단맛의 과일을 먹어야 한다.

효소로 건강한 다이어트를 할 수 있다

그런데 효소는 다이어트에 어떤 영향을 미치는 것일까? 건강하게 살을 빼 아름다워지자는 것이 다이어트의 최종 목표다. 이를 위해서는 단순히 체중을 줄이는 데 그치는 것이 아니라 몸에 붙은 여분의 지방을 줄여야 한다.

우리 몸에 있는 체지방은 피하지방과 내장지방으로 나뉠 수 있다. 피하지방은 피부 아래에 있는 지방인데, 눈으로 볼 수 있는 비만 정도는 피하지방의 증감에 따라 달라진다. 이와 달리 내장지방은 내장 틈이나 복근 안쪽에 붙은 지방으로, 내장지방은 혈관에 쉽게 들어가는 성질을 가지고 있어 지질이상증, 고혈압의 원인으로 생활습관 질환을 일으킬 수 있다.

이런 지방을 없애기 위해 '효소'가 필요하다. 효소를 낭비하지 않고 충분한 양을 섭취하면 대사가 원활히 이루어지는 몸이 되어 지방을 연소시켜 건강하게 살을 뺄 수 있다.

또한 효소가 충분하면 한층 대사가 활성화되어 동맥경화의 원인인 혈전을 없애는 '혈전용해 효소'도 만들어진다는 사실이 밝혀졌다. 혈전에 의해 혈관이 막힐 위기에 처하면 활성이 강한 플라스민(plasmin)이라는 효소로 변해 혈전을 녹인다. 또한 대사가 개선되어 피부도 더욱 아름다워지는 효과도 기대할 수 있다.

건강하게 살을 뺄 수 있다면, 그리고 안티에이징을 원한다면, 장내 환경을 바로잡고 대사를 높여주는 효소 중심의 식사를 해야 한다. 이것이 진짜 다이어트의 왕도다.

여성 호르몬과 효소의 관계

효소 부족은 만병의 근원인데 여성의 고민을 불러오는 다른 한 가지 중요한 문제가 있다. 효소가 부족하면 여성 호르몬인 에스트로겐이 줄어든다는 것이다. 에스트로겐의 분비는 20~30대를 절정으로 30대 후반 무렵부터 점차 감소하여 폐경 직전인 45세 즈음에는 급격히 감소한다. 에스트로겐이 과잉으로 분비되면 유방암에 걸릴 확률이 높아지지만, 감소하면 에스트로겐의 재료가 되는 콜레스테롤이 쌓이게 되어 비만이 되거나 갱년기 장애를 초래한다. 생리전증후군, 고지혈증, 동맥경화, 골다공증과 같은 증상도 발생한다.

에스트로겐의 생성에는 효소, 비타민, 미네랄이 필요하지만, 효소가 부족하면 에스트로겐이 생성되지 않아 대사 저하나 피하지방의 축적이 급속도로 진행된다. 또한 나쁜 지방의 과잉 섭취에 의해 에스트로겐의 원료가 되는 유익한 콜레스테롤이 감소한다.

그래서 효소 중심의 식생활을 해야 한다. 또한 여성 중에는 선천적으로 '당질분해 효소'나 '지방분해 효소'가 부족한 사람들이 많기 때문에 이것을 다량으로 함유한 해조류나 셀러리, 아보카도를 섭취하는 것이 좋다.

또한 콩으로 만든 식품의 섭취도 중요하다. 두유나 두부, 나토에 함유된 대두 이소플라본은 에스트로겐의 급격한 저하를 억제한다. 비타민 C와 반응하면 콜라겐을 만들기 때문에 과일과 같이 먹으면 좋다.

그리고 튀김이나 인스턴트 과자를 삼가는 것도 중요하다. 여기에는 리놀산이 다량 포함되어 있어 에스트로겐의 재료가 되는 유익한 콜레스테롤의 생성을 저하시키기 때문이다. α-리놀렌산 같은 기름(3장 참고)은 리놀산의 나쁜 역할을 없애기 때문에 같이 먹으면 좋다.

붓기 해소에는 효소와 발마사지가 좋다

여성을 괴롭히는 것 중 하나는 몸이 붓는 증상이다. 특히 생리 전에는 몸이 에너지원을 비축하려고 하기 때문에 붓기가 더 심해진다.

붓기는 신진대사가 나빠 피가 끈끈하게 뭉치는 상태가 되어 발생하다. 피가 끈끈해져 서로 덩어리지는 상태가 되면 영양이 말초의 가느다란 혈관까지 가지 못해 혈액순환이 나빠진다. 노폐물을 배출하지 못해 대사가 다시 나빠지고 몸이 붓는 악순환이 만들어진다. 만일 효소로 가득한 식사를 시작하면 그런 붓기도 말끔히 해소된다. 효소가 대사를 촉진시켜 깨끗한 혈액으로 회복시키기 때문이다.

또한 발바닥 마사지도 효과가 좋다. 발바닥은 모든 장기와 연결된 신경의 집약소다. 손가락이나 막대기로 발바닥을 꾹꾹 누르면 그 부위에 대응하는 장기를 활성화시킬 수 있다. 약간 아픈 정도의 세기가 효과적이다. 하루 10분 정도만 꾸준히 해주면 장기의 기능이 훨씬 좋아지고 노폐물의 배출도 촉진된다. 다음 6장에 소개되어 있는 족욕이나 반신욕을 한 뒤에 해주면 효과를 높일 수 있다.

또한 종아리 근육을 주물러 풀어주거나 두드리는 것도 좋

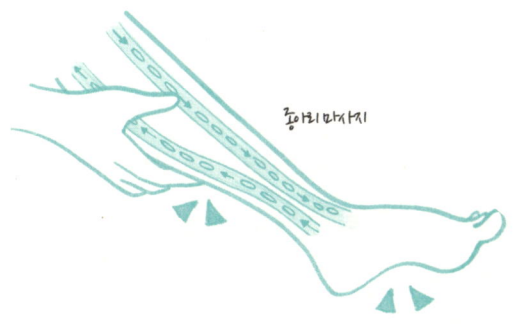

종아리는 제2의 심장이므로 틈틈이 자극해주자

다. 종아리는 제2의 심장이라 불릴 정도로 혈액순환에 있어 매우 중요한 부위다. 여기를 자극하면 혈액이 심장을 향해 순조롭게 되돌아온다.

몸이 붓는다는 것은 노폐물이 쌓인 상태임을 잊지 말자. 이때 효소를 충분히 공급해 피를 깨끗하게 만들면 효과가 좋다. 스스로 기분 좋은 붓기 해결책을 찾아 꾸준하게 하면 건강에 큰 도움이 될 것이다.

기미와 주름의 원인은 설탕과 산화된 지방

지금까지 여러 번 반복하여 장의 건강 상태가 얼마나 중요한지에 대해 설명했다. 장에는 면역력의 80퍼센트가 집중되어 있고 장이 유익균보다 유해균으로 가득하면 면역력이 떨어지는 것은 물론, 장내가 부패하여 발암성 물질이나 유해물질의 독소가 몸으로 흡수되어 더욱 건강을 악화시킨다.

더욱이 장내 환경의 악화는 피부에도 좋지 않은 영향을 미친다. 장 기능이 약해져 변이 장내에 정체해 있으면(변비) 번식한 유해균이 유독가스를 만들고 그것은 그대로 장벽을 통해 체내로 흡수된다. 그러면 유독가스는 혈류를 타고 온몸을 구석구석 돌아다니고 결국에는 피부의 땀샘을 통해 밖으로 배출되어 피부에 큰 위험을 안겨준다.

또한 피부의 노화현상이라고 생각되는 기미나 주름이 생기는데, 그 원인의 대부분은 햇볕에 의한 멜라닌 색소의 생성뿐 아니라 설탕(자당)이나 산화된 지방, 트랜스 지방산(3장 참조)의 과잉 섭취에 의해 발생하는 활성산소이다.

설탕(자당)이나 산화된 지방, 트랜스 지방산은 대량의 효소를 소화로 소모하면서도 결국 소화되지 않은 채 위나 장에 머무른다. 이는 체내 효소의 낭비로 이어지고, 바이러스나 진균과 같은 유해균의 먹이가 되면 그것을 처리하는 백혈구의 잔해가 노화의 원인이 되는 활성산소를 만든다. 그 활성산소는 리포푸신(lipofuscin)이라는 노화색소로 변해 피부를 갈색으로 바꾼다. 활성산소는 피부를 거칠게 하고 여드름 같은 피부 질환의 원인이 된다.

아름다운 피부를 갖고 싶다면 고가의 스킨케어 제품을 사는 것보다 양질의 식사와 효소 중심으로 소식을 실천하는 것이 더 효과적이다.

따라서 피부를 보면 장의 상태를 미루어 짐작할 수 있다. 장이 건강한 만큼 피부도 건강하고 여드름 같은 피부질환과 피부노화를 예방할 수 있다.

과일은 당연히 살찌지 않는다?

과일은 살이 찌지 않는다고 설명했지만 여기서 실제로 칼로리를 확인해보자. 달콤한 과일 치고 저칼로리인 것은 없다.

또한 과일이나 채소를 중심으로 한 식사가 성인에게는 좋아도 성장기인 아이는 단백질 섭취를 위해서 고기를 먹어야 하지 않을까? 이런 생각을 하는 사람은 마운틴고릴라를 떠올려보자. 울룩불룩 근육이 잘 발달한 고릴라이지만 그들의 주식은 땅콩과 과일이다. 고기는 먹지 않는다. 그래도 커다란 체격에 근육도 잘 발달했으니, 걱정할 이유는 없다. 안심하고 과일과 채소 중심의 식사를 하자.

과일	칼로리	과일	칼로리
아보카도(1/2개)	187kcal	포도(1/2송이 · 100g)	59kcal
사과(1개 · 250g)	135kcal	키위(1개 · 100g)	53kcal
바나나(1개 · 150g)	129kcal	멜론(1/6조각 · 170g)	52kcal
배(1개 · 300g)	129kcal	파인애플(1/6개 · 100g)	45kcal
자몽(1개 · 300g)	114kcal	귤(1개 · 100g)	45kcal
망고(1개 · 230g)	96kcal	딸기(5개 · 100g)	35kcal
오렌지(1개 · 200g)	92kcal	무화과(1개 · 70g)	32kcal
감(1개 · 160g)	87kcal	체리(10개 · 60g)	32kcal
복숭아(1개 · 200g)	80kcal	수박(1/8조각 · 300g)	11kcal

5장

어떻게
효소를
섭취할 것인가

식사를 통해 효소를 섭취할 수 있는 다양한 방법을 소개한다. 생각보다 간단하지만 매우 효과적이다. 예를 들면, 아침에 마시는 효소 주스가 있다. 내일부터 당장 시작해보자.

갈면 효소가 2~3배 늘어난다

신선한 채소나 과일에는 효소가 다량으로 함유되어 있는데 더욱 효율적으로 섭취하는 방법이 있다. 그것은 갈아 먹는 것이다. 그렇게 하면 면역력을 높이는 데도 큰 도움이 된다. '아이가 배탈이 나거나 감기에 걸렸을 때는 사과를 갈아 먹여라', '배가 아플 때는 무를 갈아 먹여라'라고 말하는 할머니의 지혜는 실로 이치에 맞다.

갈면 세포막이 부서져 안에 있던 효소가 나와 효소의 양이 2~3배로 많아지기 때문이다. 그냥 먹으면 세포 밖의 효소만 흡수되고 세포내 효소는 그대로 배출되는데, 갈아서 세포막이 부서지면 세포 안에 있던 효소까지 활발하게 움직여 효소의 양도 몇 배로 증가한다.

또한 섭취한 음식물이 수월하게 소화되기 때문에 체내의 잠재효소를 소화로 낭비하지 않을 뿐더러 변비도 해소된다. 효소는 껍질에 다량으로 포함되어 있기 때문에 가능하면 잘 씻어서 껍질째 갈아먹는 것이 가장 좋다.

채소나 과일 중에서도 갈아먹으면 가장 좋은 것은 무다. 무는 갈면 효소의 기능이 몇 십 배로 증가한다는 사실이 연구를 통해 밝혀졌다. 게다가 1992년 미국의 존스 홉킨스 의과대학의 대런 교수는 '유채과에 속하는 채소는 암 예방에 효과가 있다'고 발표했다. 무를 비롯한 유채과 채소에는 각종 병을 일으키는 '활성산소'를 없애는 데 유용한 이소시안산염이 다량 함유되어 있다.

양배추나 무청, 배추, 브로콜리, 콜리플라워(겨자과 채소의 일종), 크레송(물을 좋아하는 서양냉이), 경수채(배추과의 새싹 채소), 청경채, 유채꽃, 래디시(겨자과 채소의 일종), 무순, 고추냉이, 루콜라(배추과의 이탈리아 채소)도 유채과인데, 여기에는 이소시안산염을 비롯한 매우 강력한 항산화물질이나 항암유도 활성물질이 들어 있어 면역력을 높일 수 있는 매우 훌륭한 식품이다. 게다가 갈아 먹으면 그 기능이 더욱 좋아진다.

무를 갈아도 매운 맛 때문에 먹기 힘들다고 말하는 사람도 있다. 그때는 발효식품인 된장이나 식초(가능하면 흑초), 간장으로 맛을 조절하면 좋다. 먹기 쉬울 뿐만 아니라 효소의 양도 증가하여 일석이조다.

이 외에 생강, 당근, 오이, 연근, 참마, 양파, 마늘, 사과나 배와 같은 과일을 통해 효소를 듬뿍 섭취할 수 있다. 더불어 감자나 고구마, 양배추도 갈면 의외로 효과가 있다.

채소를 갈 때는 곱게 잘 갈리는 금속제가 좋다. 또한 간 이후에는 가급적 빨리 먹어야 한다. 생물은 어떤 것이든 외부 공기에 닿는 순간부터 점차 산화가 진행된다. 편의점에서 파는 썰어놓은 채소는 가급적 피하도록 한다. 썰린 채로 장시간 두면 산화하는 것은 물론 효소도 줄어들 수밖에 없다.

유감스럽게도 현재는 채소의 영양가가 10년 전에 비하여 몇십 배나 떨어진다. 농약의 해악도 간과할 수 없다. 선진국들은 재배의 효율성을 이유로 발암성이 있는 농약을 대량으로 사용하고 있다. 가능하다면 유기농으로 재배한 농가를 찾아 그곳의 채소나 과일을 먹는 것이 좋다. 그것이 어렵다면 저농약으로 재배된 신선한 식품을 간단히 조리하여 먹는 것이 좋다. 농약이나 비료에 의존하지 않고 재배된 채소나 과일에는 양질의 영양소가 듬뿍 들어 있다.

방사능의 영향 때문에 날 것으로 먹는 것에 거부감을 느끼는 사람도 있을지 모른다. 그러나 방사능의 해를 걱정하여 생으로 먹지 않는다면 결국 효소 부족이 되어 오히려 면역력을 저하시켜 다른 질병을 불러일으키는 결과로 이어진다. 생산지를 선택할 필요가 있을지는 몰라도 생식하는 것을 두려워하지는 말자. 가열조리 음식만 섭취하여 효소 부족 상태가 되는 순간 우리의 몸은 면역력을 잃어버리기 때문이다.

과일은 육류 단백질의 소화를 돕는다

지금으로부터 600만 년 전부터 인류는 아침식사로 과일을 먹었다. 과일에는 우리의 몸을 활성산소에서 지켜주는 항산화력이 강한 비타민, 미네랄, 피토케미컬이나 식이섬유가 풍부하게 들어 있다. 게다가 살아 있는 효소로 가득하다. 소화가 잘되기 때문에(위 안에서 정체하는 시간은 불과 20분) 위장에 부담을 주지 않고 간단히 에너지원이 되는 과당이나 포도당, 소화가 쉬운 아미노산이나 양질의 지질도 균형적으로 들어 있다.

단맛도 있지만 저칼로리이기 때문에 많이 먹어도 살이 찌지 않는다. 과일의 과당은 인슐린을 분비시키지 않기 때문에 당뇨병이 될 걱정도 없다. 게다가 과일의 80~98퍼센트는 양질의 수분이다. 이 수분이 체내 독소의 배출을 촉진하기 때문에 아침식사로 과일이 안성맞춤이다.

특히 파인애플에는 브로멜라인(bromelain), 키위에는 악티니딘(Actinidain), 멜론에는 쿠쿠미신(cucumisin), 파파야에는 파파인(papain)이나 키모파파인(chymopapain)이라는 활성 효소가 들어 있어 적극적으로 먹으면 좋다.

하와이안 스테이크는 스테이크 위에 파인애플이 얹혀 있고, 수제 햄과 함께 멜론이 나오기도 하는데, 파인애플이나 멜론은 단백질 분해효소가 다량으로 함유되어 있기 때문에 육류의 소화촉진에 매우 좋다.

과일은 그대로 먹어도 물론 좋지만, 주스(148쪽 참조)로 만들면 더욱 소화가 잘되고 효소의 양도 크게 늘어난다. '과일은 디저트'로 먹는 것이라고 생각하는 사람도 많을 테지만, 과일의 이점을 알고 적극적으로 식사 중이나 식사 전에 먹으면 그 효과가 더 좋다.

발효식품으로 장내 환경을 개선하라

옛날 식탁에는 발효식품이 풍부했다. 나토(청국장)나 된장, 간장, 식초, 맛술, 사케(일본식 정종), 절임채소…… 일본인의 수명이 긴 것은 절임채소 덕분이라는 학설이 제기될 정도로 장수와 발효식품은 깊은 연관성이 있다.

장은 면역을 관장하기 때문에 그 환경이 좋지 않으면 면역력도 저하된다. 장내 환경을 정돈하고 면역력을 높이기 위해서는 유익균을 증식시키고 유해균을 억제하는 방법밖에는 없다. 따라서 유산균이 중요하고, 발효식품에 주목해야 한다.

발효식품에 포함된 유산균에는 요구르트나 치즈에 포함되어 있는 동물성 유산균과 절임채소, 나토, 된장에 포함된 식물성 유산균이 있다. 식물성 유산균은 위산에 의해 파괴되지 않고 살아남아 장에 도달하기 때문에 보다 효율적으로 유익균을 증식시킬 수 있어 동물성 유산균보다도 우수하다.

그중에서도 나토는 소화도 잘되고 양질의 아미노산을 섭취할 수 있어 최고의 건강식이다. 나토의 우수한 효과는 요구르트 등 다른 발효식품을 크게 웃돈다. 해독작용도 높고, 혈전용해효소도 있고, 골다공증에 효과적인 비타민 K2도 풍부하고, 식이섬유도 많은 무결점 식품이다. 또한 나토의 실처럼 늘어지는 성분은 효소의 양과 비례하기 때문에 많이 저어주면 효소의 양도 늘어난다.

그 밖에 식초에도 주목해야 한다. 식초의 주성분인 초산에는 피로 개선 효과가 있는데, 혈압 억제, 혈당치 조절, 효소를 활성화시키는 작용 등 여러 가지 효과가 있다. 그 중에서도 보리를 원료로 한 식초(흑초)는 영양소도 높기 때문에 다양한 요리에 활용하면 좋다. 또한 김치나 피클도 추천할 만한 발효식품이다.

결국 유산균의 힘을 빌려 유익균을 증식시키면 장의 면역력은 높아질 수 있다.

채소, 과일, 동물성 단백질의 기본적인 섭취법

효소를 활용하여 먹는 방법에는 두 가지가 있다. 먼저 신선한 채소와 과일 중심의 식사로 바꾸는 것이다. 거기에는 많은 효소, 양질의 비타민이나 미네랄, 피토케미컬, 식이섬유, 수분이 함유되어 있다.

그러나 채소 안에는 가열 조리함으로써 영양가가 높아지거나(이때 영양이란 효소 이외의 것) 소화가 잘되는 것도 있다. 예컨대 마늘의 경우, 생으로 먹는 것보다 가열하여 여기에 기름과 같이 섭취하면 영양분이 한층 잘 흡수된다. 또한 채소를 삶을 경우 날것으로 씹어먹으면 부서지지 않는 세포막이 파괴되어 영양 성분의 흡수가 원활해지는 측면도 있다. 생으로 먹는 것보다 양도 충분히 섭취할 수 있다는 이점도 있다. 따라서 신선한 채소와 가열조리 채소를 적절히 섭취해야 한다. 1일 채소 섭취량 400~500그램 이상을 목표로 신선한 채소를 절반 이상, 나머지를 가열한 채소 요리로 먹으면 좋다.

그리고 또 한 가지, 아무리 몸에 좋다고 해도 매일 신선한 채소나 과일만 먹는 것은 한계가 있다. 그래서 소량이라면 동물성 단백질을 섭취해도 좋은데, 그 방법은 다음과 같다.

- 육류를 먹는 날에는 생선을 먹지 않는다. 생선을 먹는 날에는 육류를 먹지 않는다.

- 일주일 동안 먹는 육류는 100~200그램, 생선은 200~300그램, 달걀은 3~4개가 적당하다.

또한 생고기나 생선에는 살아 있는 효소가 존재한다. 양질의 생고기나 생선회는 가열한 것보다 훨씬 소화가 잘된다. 하지만 역시 많이 먹지 않는 것이 좋다. 체내 소화효소의 지나친 소비로 이어질 수 있기 때문에 주의해야 한다.

매일 아침 먹으면 좋은 효소 주스

추천하는 효소 식사 중 하나는 '효소 주스'다. 채소나 과일을 주스로 만들어 먹으면 양질의 영양을 균형적으로 섭취할 수 있을 뿐 아니라 소화도 잘되고 세포막이 깨져 효소가 더욱 활성화하기 때문에 효소력도 더욱 높아진다. 특히 과일은 80~98퍼센트가 수분이다. 아침식사로 효소가 듬뿍 들어간 주스를 먹으면 배변에도 도움이 된다.

효소 영양학이나 생체 리듬의 관점에서도 오전 시간은 배설하는 시간대다. 배설을 돕는 음식물을 섭취하는 것이 중요하다. 위나 장에 부담을 주지 않고 소화효소를 거의 사용하지 않는 효소 주스를 꾸준히 먹으면 확실히 면역력을 높일 수 있다. 아침에 가장 먼저 영양을 보급할 수 있고, 그날 하루의 스트레스나 질병의 위험으로부터 몸을 지킬 수 있다.

그렇다면 효소 주스를 만드는 방법은 무엇일까? 바나나, 딸기, 아보카도처럼 부드러운 과일, 껍질을 벗긴 자몽이나 키위, 파인애플, 오렌지, 사과가 효소 주스로 갈아 마시는 데 적합하다.

또한 저속압착 주서기는 식품의 영양분을 파괴하지 않아 좋다. 단, 오렌지나 자몽은 압착기로 짜도 좋고 사과라면 강판에 갈아 거즈에 걸러도 좋다.

주스는 만든 즉시 마시는 것이 좋다. 시간이 지나면 산화가 진행되어 효소는 급격히 줄어든다. 그대로 먹기 어렵다면 두유를 더하거나 자연의 단맛(벌꿀이나 메이플 시럽)을 추가해도 좋다. 단, 우유나 요구르트는 섞지 않는 것이 좋다. 동물성 단백질은 소화하는 데 부담을 주기 때문이다.

아침에 밥이나 빵, 소시지나 달걀 등 소화에 부담되는 것을 먹으면 배설이 원활하지 못해 체내에 독소가 쌓이고 살찌는 체질이 된다. 소화가 잘될 것 같은 하얗고 보드라운 빵도 트랜스 지방산과 설탕이 많이 들어 있으므로 주의해야 한다.

   이제부터 과일이나 신선한 채소로 갈아 만든 효소 주스로 하루를 시작하자.

효소 주스 만드는 법

아침식사로 안성맞춤인 효소 주스를 만들기 위해서는 좋아하는 채소나 과일을 자유롭게 섞어도 좋지만, 여기서는 4가지 추천 레시피를 소개한다. 당신의 기호에 맞춰 선택해보자.

1 무·사과·레몬으로 만든 효소 주스

흰쌀밥을 지나치게 많이 먹는 사람은 탄수화물 과잉 섭취 상태일지 모른다. 탄수화물 분해효소인 아밀라아제를 다량으로 포함한 무로 소화력을 높이면 좋다.

   탄수화물을 좋아하는 사람을 위한 레시피는 다음과 같다.

재료(2인분)

무………5센티미터
사과……1개
레몬……1/2개
물(또는 얼음)……1컵

만드는 방법

① 무는 썩둑썩둑 썰어놓고, 사과도 심지를 도려내어 자른다.
② 이것을 한꺼번에 주서기, 또는 믹서에 넣고 간다.

2 아보카도 · 두유 · 꿀로 만든 효소 주스

단것이 무작정 좋은 사람은 당질분해효소의 재료가 되는 단백질이 부족하기 쉽다. 그래서 과일 중에서 가장 영양가가 높은 아보카도, 양질의 단백질인 두유로 자연스러운 단맛이 있는 주스를 만든다.

단것을 매우 좋아하는 사람을 위한 효소 주스 레시피는 다음과 같다.

재료(2인분)

아보카도……1개
두유……200밀리리터
꿀(또는 메이플시럽)……약간

만드는 방법

① 아보카도는 껍질을 벗겨 씨를 제거한 뒤에 썩둑썩둑 썰어놓는다.
② 한꺼번에 주서기 또는 믹서에 넣고 간다.

3 파인애플 · 바나나 · 셀러리로 만든 효소 주스

고기 같은 동물성 단백질을 매우 좋아하고, 내장지방이 붙은 사람은 단백질 분해효소가 부족한 체질이다. 그래서 단백질 분해효소인 브로멜라인이 풍부한 파인애플을 더한다.

고기를 좋아하는 사람을 위한 효소 주스 레시피는 다음과 같다.

재료(2인분)

파인애플⋯⋯⋯1/4개
바나나⋯⋯1개
셀러리⋯⋯1/2개
물(또는 얼음)⋯⋯1컵

만드는 방법

① 파인애플, 바나나는 껍질을 벗기고 썩둑썩둑 자른다. 셀러리도 마찬가지로 자른다.
② 한꺼번에 주서기나 믹서에 넣고 간다. 바나나의 양을 늘리면 포만감이 커진다.

4 오이 · 셀러리 · 오렌지로 만든 효소 주스

술을 마시면 아세트알데히드가 만들어져 두통이나 숙취의 원인이 된다. 효소를 소모하고 활성산소도 발생시킨다. 그런 독소를 배설하는 칼륨이 많은 오이, 활성산소와 싸우는 피토케미컬을 포함한 셀러리, 비타민이 풍부한 오렌지를 사용한다.

술을 좋아하는 사람을 위한 효소 주스 레시피는 다음과 같다.

재료(2인분)

오이……1개
셀러리……1/2개
오렌지……2개
물(또는 얼음)……1컵

만드는 방법

① 오이와 셀러리는 썩둑썩둑 자른다. 오렌지는 껍질을 벗기고 낱개로 잘라 씨를 제거한다.
② 한꺼번에 주서기나 믹서기에 넣고 간다.

점심과 저녁식사로 효소를 섭취하는 방법

아침식사는 효소 주스, 그렇다면 점심과 저녁에는 어떻게 먹는 것이 좋을까? 구체적인 대안을 제시하고자 한다. 외식의 경우를 소개하지만, 집에서 먹는 식사도 기본은 같다.

점심식사(외식의 경우)

무엇을 먹든 먼저 효소를 섭취하는 것이 중요하다.

- 신선한 채소를 먼저 먹는다

  샐러드가 있다면 샐러드를 먼저 먹는다. 돈가스 옆에 있는 양배추를 두세 입 먹은 뒤에 메인 요리로 젓가락을 옮긴다. 과일이 있다면 먼저 과일을 먹자.

- 식초로 조리한 요리를 찾는다

  해초나 오이를 식초로 조리하여 식탁에 올린다. 식초는 소화를 돕는다.

- 유산균과 식이섬유가 풍부한 것을 선택한다

  유산균이 풍부한 김치, 매실장아찌, 나토, 된장, 플레인 요구르트를 먹는다. 식이섬유가 풍부한 해조류나 버섯, 콩, 뿌리채소가 들어간 반찬을 선택한다.

- 탄수화물은 적당히 선택해 섭취한다

소화도 잘되고 아미노산의 균형도 좋고 식이섬유를 다량으로 함유한 메밀국수가 좋지만 파스타나 흰쌀밥도 나쁘지는 않다. 샌드위치의 흰 빵이나 과자는 트랜스 지방산, 산화된 지방, 설탕(자당) 덩어리로 소화에 부담을 주기 때문에 좋지 않다.

간식

시중에서 판매되는 반찬이 바람직하지 않은 이유는 맛있게 보이고 장기간 보존하기 위해 첨가물을 많이 사용하기 때문이다. 물론 트랜스 지방산, 산화된 지방, 자당도 다량 함유하고 있다. 감자칩이나 팝콘은 튀길 때 아크릴아미드라는 발암성 물질이 발생한다.

간식이 먹고 싶을 때는 가능한 한 자연에 가까운 것을 고른다. 사무실에서는 손으로 껍질을 벗겨 먹는 바나나나 오렌지, 귤처럼 생과일이 좋고 이동중에는 건조과일(착색료나 설탕이 첨가되지 않은 것)이나 땅콩을 선택한다. 건조과일은 생으로 먹는 것보다 식이섬유가 풍부하여 좋다.

저녁식사(외식의 경우)

밤에 외식하는 경우도 기본적으로는 점심과 같은데 아무래도 술을 마시는 경향이 강하다. 술을 먹으면 아세트알데히드라는 강한 독성 물질이 생성되어 숙취나 간장 장애를 일으키는 원인이 되기도 한다.

또한 술자리에는 담배가 늘 뒤따르는데, 아세트알데히드는 담배 연기에도 포함되어 있다. 그것을 분해하는 것이 '아세트알데히드 탈수소효소'인데, 동양인은 서양인에 비하여 선천적으로 그 양이 적기 때문에 더욱 주의해야 한다. 아세트알데히드 탈수소효소는 신선한 채소, 특히 과일에 다량으로 함유되어 있기 때문에 술을 마셨다면 생과일이나 채소를 함께 많이 섭취하는 것이 좋다.

더욱이 아세트알데히드를 중화하기 위해 많은 수분이 필요하기 때문에 술을 마시는 중이나 술자리가 끝난 뒤에도 많은 물을 마셔야 한다.

간단한 레시피로 집에서 효소를 섭취하자

신선한 채소라고 하면 아무래도 샐러드 밖에 떠오르지 않는 사람이 많을 텐데, 가열하지 않아도 집에서 간단히 만들 수 있는 요리는 다양하다. 또한 장내 환경을 개선해주는 식이섬유는 해초류나 버섯에도 다량으로 함유되어 있다. 이들을 섞어서 균형적으로 섭취하자.

1 가지와 생강 무침

가지의 효소는 암세포를 억제하는 데 효과적이다. 생강의 혈액순환 촉진 효능도 기대할 수 있다. 가지는 기름을 쉽게 흡수하기 때문에 고르게 기름이 스며들도록 가볍게 섞는 것이 중요하다. 양파나 고추를 더해도 맛있다.

재료(2인분)

가지……1개
참기름……1과 1/2큰술
소금……1/2작은술
깨……1작은술
얇게 썬 생강……2장

만드는 방법

① 볼에 참기름, 소금, 깨를 넣고 섞고 생강은 채썰기 하여 더한다.
② 가지를 길게 반으로 자르고 2밀리 정도의 폭으로 자른다.
③ ①에 가지를 넣고 뒤섞는다.

2 무를 넣은 느타리버섯 무침

생으로 먹는 음식은 그냥 먹는 것보다 갈아서 먹으면 효소의 양이 몇 배나 많아진다. 항암작용이 높은 피토케미컬을 다량으로 함유하고 있는 무와 식이섬유가 많은 버섯으로 만든다.

재료(2인분)

느타리버섯······1팩
무······5센티미터
간장······1큰술
식초······1작은술
소금······약간

만드는 방법

① 간장, 식초, 소금을 섞는다.
② 느타리버섯은 잘 씻어 뜨거운 물에 살짝 데친다.
③ 무는 껍질을 벗긴 다음 간다.
④ 느타리버섯과 무 간 것을 한데 무쳐 그릇에 담고 먹기 직전에 양념을 뿌린다.

3 토마토와 무를 넣은 파스타 샐러드

항암작용이 높은 유채과의 무나 당근, 피토케미컬을 풍부하게 함유한 토마토를 사용한다. 토마토와 당근은 갈아서 효소력을 높인다.

재료(2인분)

무……10센티미터
당근……1개
토마토……2개
올리브오일……2큰술
소금……1작은술
레몬즙……1/2개
흑후추……적정량

만드는 방법

① 무는 파스타처럼 채썰기로 자르고 수분을 가볍게 짠다.
② 볼에 토마토, 당근을 갈아 올리브, 소금, 레몬즙, 흑후추를 넣고 섞는다.
③ 먹기 직전에 ①에 ②의 소스를 뿌린다.

4 무말랭이 초절임

영양가가 뛰어난 무는 건조시켜도 영양소가 사라지지 않는다. 게다가 건조시키면 식이섬유가 더욱 증가한다는 이점도 있다. 건조식품을 준비해 두었다가 신선한 채소의 섭취가 부족한 날에 식탁에 올리면 좋다.

재료(2인분)

무말랭이……10그램
홍고추……1개
간장, 물……각 2큰술
벌꿀……1작은술
쌀초……2큰술

만드는 방법

① 무말랭이를 물에 담갔다가 짠다. 길이가 길면 4센티미터로 자른다. 홍고추는 반으로 잘라 씨를 제거한다.
② 냄비에 간장, 물, 벌꿀, 홍고추를 넣고 끓여 소스를 만든다. 끓기 시작하면 불을 끄고 식힌 뒤 쌀초를 넣는다.
③ 밀폐용기에 ①과 ②를 넣고 잘 섞어 상온에서 2시간 이상 절인다.

5 오이 초절임

집에서 간단히 발효시킬 수 있어 유산균을 섭취할 수 있다. 간은 약간 짭짤한 정도가 적당하다. 발효가 진행되면 신맛이 강해질 수 있으므로 적당한 시점에 냉장고에 넣어야 한다.

재료

오이……1개
얇게 썬 생강……2장
소금……적당량
홍고추……1개

만드는 방법

① 오이는 어슷하게 썰고, 생강은 채썰기를 한다. 고추는 씨를 제거하고 가늘게 자른다.
② 볼에 오이, 생강, 홍고추를 넣고 소금을 가볍게 뿌려 섞는다.
③ 밀폐용기에 옮겨 눌러 담고 뚜껑을 덮는다. 스며나온 물에서 부글부글 기포가 생긴다면 발효가 시작된 것이다. 기온에 따라 다르지만 상온에서 여름철에는 하루, 겨울철에는 3~4일이면 완성된다.

6 파프리카와 오이 피클

피클은 효소와 유산균을 동시에 섭취할 수 있고 보존성이 좋아 한꺼번에 만들어놓을 수 있어 편리하다. 파프리카는 비타민A, 비타민C, 폴리페놀의 일종, 비타민P도 풍부하다.

재료

파프리카(빨강, 노랑)……각 1개
오이……2개
후추(가능하면 통후추로 3~5알)……약간
소금……약간
식초(가능하면 와인 식초)……1컵

만드는 방법

① 파프리카는 2센티미터로 자르고 오이는 어슷썰기를 한다.
② 볼에 ①을 넣고 소금을 가볍게 뿌리고 섞어 살짝 숨을 죽인다.
③ 여기에 후추를 뿌리고 살짝 섞는다.
④ 밀폐용기에 넣고 채소가 잠길 정도까지 식초를 넣고 뚜껑을 덮는다. 기온에 따라 다르지만 상온에서 여름철에는 3일, 겨울철에는 5~7일이면 완성된다.

7 두유 요구르트

유산균을 섭취하는 방법으로 가장 간편한 것은 요구르트다. 단, 요구르트는 우유로 만들어지는데 락타아제라는 우유분해효소가 적기 때문에 많은 양을 섭취하는 것은 삼가야 한다. 우유분해효소가 적은 사람들은 두유로 대체하면 된다.

재료

시판되는 요구르트균
두유……적정량

만드는 방법

밀폐용기에 요구르트균을 넣고 두유를 섞어 상온에서 발효를 기다린다. 여름철에는 1~2일, 겨울철에는 3~4일이면 완성된다. 요구르트균을 얻을 수 없는 경우에는 시판되는 두유 요구르트에 두유를 더해 만들어도 좋다. 이 경우 두유 요구르트에 두유를 잘 섞어 뭉글뭉글 뭉치기 시작하면 냉장고에 넣어 보관한다. 또한 첨가물을 더하지 않았기 때문에 잡균이 번식하기 쉬우므로 청결한 스푼을 사용해야 한다.

8 냉나토 메밀국수

식이섬유가 많고 아미노산 균형이 뛰어난 메밀국수에 유산균(나토, 매실장아찌), 피토케미컬(무를 간 것), 식이섬유(미역)를 더한다.

재료(2인분)

메밀국수……200그램
무……5센티미터
염장 미역……적당량
나토……1팩
매실장아찌……2개
실파……2개
식초……2큰술
간장……1큰술
레몬즙……1/2개

만드는 방법

① 식초, 간장, 레몬즙을 섞어 폰즈 소스를 만든다.
② 무는 껍질을 벗겨 갈고, 미역은 물에 담갔다가 먹기 좋게 자른다. 실파는 잘게 자르고 나토는 잘 섞는다. 매실장아찌는 씨를 제거하고 가늘게 썬다.
③ 메밀국수를 삶고 냉수에 담가 식혀 그릇에 담는다. 여기에 ②를 얹고 ①을 뿌린다.

9 오크라 · 다시마 · 매실장아찌 · 나토 무침

끈적이는 것이 몸에 좋다고 하는데, 이것은 끈적이는 식감을 최대한 살린 요리로서 효소 · 식이섬유 · 유산균을 동시에 섭취할 수 있다.

재료(2인분)

자른 다시마……2큰술
매실장아찌……2개
오크라(아욱과의 다년생 식물)……4개
나토……1팩

만드는 방법

① 자른 다시마는 물에 담가둔다.
② 매실장아찌는 씨를 제거하고 잘게 썰고 오크라는 다지듯이 잘게 썬다.
③ 볼에 모든 재료를 넣고 섞어 밥이나 국수에 얹어 먹는다.

10 영양만점 흰쌀밥

흰쌀밥에는 아미노산이나 미네랄, 식이섬유의 양이 충분하다고 말할 수 없기 때문에 이 점을 보완하여 영양이 풍부한 밥으로 만들어야 한다. 아마란사스(남미산 비름과 곡물)가 없으면 피나 조로 대체한다.

재료

흰쌀……360cc
아마란사스(피나 조로 대체 가능)……2작은술
우엉……10센티미터
표고버섯(말린 표고버섯도 가능)……2개
당근……1/4개
자른 다시마……1큰술
술……2큰술
간장……1큰술

만드는 방법

① 우엉은 연필을 깎듯이 잘라 물에 담가 쓴맛을 없앤다. 표고버섯은 채썰기를 한다(마른 표고버섯인 경우는 물에 담갔다가 사용한다). 당근은 채썰기를 한다.
② 흰쌀을 씻어 재료를 한꺼번에 솥에 넣고 물을 부어 끓인다.

*아마란사스는 남미산 비름과의 곡물로 '경이로운 곡물'이라 불릴 만큼 영양가가 높아 고대 잉카제국에서는 인디오들의 주식이었다.

효소 중심의 식생활

현대영양학에서 주식과 부식으로 자리 잡은 곡류와 단백질을 삼가고, 채소나 과일을 많이 섭취하는 것이 중요하다.

일반적인 영양학에서 생각하면 조금 균형이 깨진 듯 보일지 모르지만, 실제로는 이 비율로 식사해보면 몸이 가볍고 편안해지는 것을 실감할 수 있다. 효소나 식이섬유, 비타민, 미네랄, 피토케미컬 같은 영양소와 수분이 많은 것들을 섭취해야 건강한 몸을 유지할 수 있다.

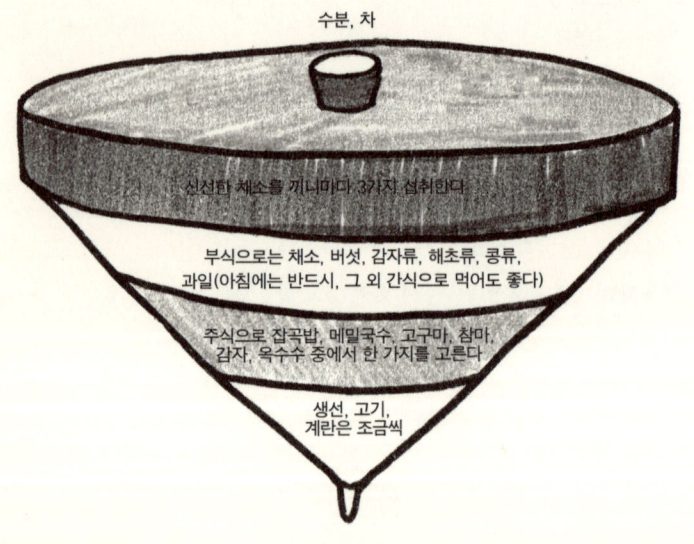

6장

체내 효소를 높이는 생활습관

효소의 힘을 한층 살려 면역력을 높이기 위해서는 식사는 물론 운동이나 수면 등 다양한 측면에서 노력해야 한다. 이를 위해 기억해야 할 중요한 생활습관에 대해 소개한다.

잡곡을 주식으로 하면 건강해진다

한 연구결과에 따르면 오래 전에 일본인은 결코 쌀만을 주식으로 하지 않았다. 《일본의 자연과 농업》(야마네 이치로 지음)이라는 책에 따르면, 오래 전 일본 사람들은 쌀 20~30퍼센트에 조, 피와 같은 잡곡 두세 종을 섞어 여기에 무 혹은 감자나 고사리, 콩을 더해 주식으로 삼았다. 그리고 메밀국수나 감자, 옥수수도 자주 아침식사로 먹었다. 이렇게 다양한 곡물과 채소가 주식의 일부였던 것이다. 즉 일본인은 잡곡밥을 기본으로 하고 여기에 어패류, 해조류, 채소류 등을 함께 먹어온 '잡식민족'이라 할 수 있다.

이렇게 생각하면, 쌀밥만 주식으로 하는 현대인들의 식습관이 잘못된 것이고, 잡곡을 주로 먹었던 과거로 되돌아가는 것이 본래 우리에게 맞는 식생활이 아닐까? 그렇기 때문에 주식으로 메밀국수, 메밀수제비, 산화하지 않도록 만들어진 잡곡빵, 고구마를 밥과 함께 섭취해야 한다.

그 중에서도 메밀국수는 섬유질을 4.3퍼센트나 함유하고 있어서 섭취하면 건강에 좋은 작용을 한다. '레지스턴트프로테인(Resistantprotein)'이라 불리는 프로테인(단백질)이 존재하기 때문이다. 이것은 좀처럼 소화되지 않아 섬유질 효과를 더욱 증대시키는 이점이 있다. 보통 식품에 포함된 단백질은 체내에서 소화효소에 의해 분해되어 아미노산으로 바뀐 다음 장에서 흡수된다.

그러나 레지스턴트프로테인은 소화효소에 의한 분해 작용을 거의 받지 않아 영양원으로서는 흡수되지 않지만, 콜레스테롤을 저하시키는 작용을 한다. 루틴(카로테노이드의 일종)도 많아 생활습관성 질환의 예방에도 좋다. 꼭 메밀이 첨가된 음식을 많이 먹자.

음식물의 혈당지수를 꼼꼼히 체크하자!

한때 '저인슐린 다이어트'가 유행했다. 혈당지수(GI)가 낮은 식품을 먹는 다이어트 방법이다. 이 다이어트 붐은 사라졌지만, 저인슐린 이론은 건강은 물론 다이어트에 큰 지표가 되었다. 혈당지수(glycemic index)는 간단히 말하면 '탄수화물을 포함한 식품을 먹었을 때의 혈당치의 상승을 나타내는 수치'다. 혈당지수가 낮으면 혈당치의 상승이 완만하고 반대로 높으면 혈당치가 급상승한다.

단것을 먹고 혈당치가 급상승하면 대량의 인슐린 분비가 이뤄져 인슐린을 분비하는 췌장에 큰 부담을 준다. 더욱이 과잉으로 분비된 인슐린에 의해 여분의 에너지원은 지방으로 축적된다. 그런 혈당치 급상승을 반복하는 식생활을 계속하면 효소의 낭비로 이어질 뿐 아니라 지방 축적으로 비만이 진행되어 대사증후군이 되거나 최종적으로 목숨을 앗아갈 중대 질병으로 악화될 수 있다.

그래서 가능한 한 혈당지수가 낮은 식품과 중간 정도의 식품을 중심으로 식사하고 혈당지수가 높은 식품은 가끔 섭취하는 것이 바람직하다. 혈당지수가 낮은 식품은 이상적인 에너지원이다. 포도당이 천천히 흡수되기 때문에 혈당치가 거의 상승하지 않아 이상적인 대사가 이루어지는 것이다.

그 중에서도 매일 섭취하는 주식은 혈당지수가 높은 식품에서 낮은 식품으로 바꿔야 한다. 혈당지수가 높은 식품을 대표하는 것은 백설탕을 사용하여 만든 과자로 더 이상 먹지 않아야 한다. 우동, 떡, 전병, 라면, 식빵의 섭취를 줄이고 정제되지 않은 곡물, 메밀국수, 감자를 주축으로 바꿔야 한다. 흰쌀밥을 먹기보다는 잡곡을 많이 섞어 먹어야 하며, 우동보다는 메밀국수를, 식빵보다는 호밀빵을 먹어야 한다. 아래에 제시된 혈당지수표를 참고하여 식생활을 개선해보자.

인슐린을 과잉 분비하지 않는 식생활을 유지해야 건강해질 수 있다.

주요 식품의 혈당지수(100그램당)

혈당지수가 높은 식품(GI수치 71 이상)	
110 이상	정제당110 / 백설탕110
100~110	흑설탕108 / 캔디108
90~100	팥빵95 / 조청95 / 프랑스빵93
80~90	소고기99 / 전병99 / 벌꿀99 / 찹쌀떡88 / 백미85 / 떡85 / 캐러멜85 / 팝콘85 / 도넛85 / 식빵84 / 롤빵83 / 감자83 / 메이플 시럽82 / 연유82 / 쇼트케이크82 / 딸기잼82 / 찹쌀80 / 우동80
70~80	초콜릿케이크79 / 초콜릿79 / 팥소78 / 쿠키77 / 팥밥77 / 콘프레이크75 / 머핀75 / 옥수수75 / 베이글74 / 인스턴트 라면74 / 치즈케이크74 / 무말랭이73 / 라면71

	혈당지수가 중간인 식품(GI수치 70~61)	
60~70	소면68 / 크로와상68 / 파스타65 / 호박65 / 참마65 / 파인애플65 / 아이스크림65 / 토란54	

	혈당지수가 낮은 식품(GI수치 60 이하)	
60	밤60 / 감자칩60	
50~60	호밀빵58 / 은행58 / 죽57 / 현미56 / 견과류55 / 고구마튀김55 / 고구마55 / 슈크림55 / 푸딩52 / 우엉52 / 메밀국수50 / 파스타50 / 참치캔50	
40~50	흑미49 / 베이컨49 / 소간49 / 성게48 / 돼지간48 / 코코아47 / 두부튀김46 / 젤리46 / 햄46 / 소시지46 / 돼지고기45 / 소고기45 / 닭고기45 / 굴45 / 장어구이44 / 재첩44 / 대합43 / 튀김43 / 콜라43 / 스포츠음료43 / 두부43 / 참치40 / 전갱이40 / 정어리40 / 가다랑어40 / 고등어40 / 오징어40 / 새우40 / 문어40 / 멸치40	
30~40	생크림39 / 사케35 / 맥주34 / 콩가루34 / 나토33 / 요구르트33 / 크림치즈33 / 양파30 / 대두30 / 달걀30 / 과당30 / 버터30 / 소주30	
20~30	캐슈넛 / 땅콩28 / 당면26 / 우유26 / 아몬드25 / 곤약24 / 블랙초콜릿22	
10~20	톳19 / 냉모밀19 / 호두18 / 피스타치오18 / 다시마17 / 파래16 / 커피16 / 맛술14 / 우뭇가사리12 / 진간장10 / 홍차10 / 녹차10	
9 이하	소금9 / 외간장9 / 곡물초3	

탄수화물은 혈당지수가 높다. 그중에서도 색이 있는 것보다 흰 것, 딱딱한 것보다도 부드러운 것이 혈당지수가 높다. 또한 채소나 해조류, 버섯의 대부분은 저인슐린 식품이라 생각해도 좋다.

밤 12시 전에는 무조건 잠에 들어라

효소를 가장 효율적으로 만들어 면역력을 높이는 데 빠뜨릴 수 없는 것이 양질의 수면이다. 이미 앞에서 설명했듯이 사람의 생체 리듬은 오후 8시 이후에는 흡수와 대사 시간으로 접어든다. 그 다음날 아침 4시까지 새로운 조직을 만들고(재생), 에너지를 생산하고(운동), 오래된 세포를 배출하며(배설), 세균이나 바이러스를 죽여 피로물질로 없애는(면역) 중요한 시간대다. 이것들의 대사가 확실히 이뤄지지 않으면 면역력이 저하되어 질병을 초래하고 생명을 위협할 수 있다. 그런데 이 작업은 깨어 있는 동안에는 좀처럼 이루어지지 않는다.

암세포가 만들어지는 것도 이 시간대라고 앞에서 설명했는데, 새롭게 생긴 암세포를 면역력으로 처리하는 것도 이 시간 대다. 면역력이 가장 강력하게 발휘되는 시간은 수면시간과 일치한다.

또한 이 시간대에는 다음날 소화나 대사에 대비하여 몸에 필요한 효소를 생성하는데, 이것도 깨어 있는 상태에서는 원활히 이루어지지 않는다. 수면은 대사 활동에 전념하고 새로운 효소를 생성하는 매우 중요한 시간이다.

적절한 수면시간은 7~8시간이다. 단, 잠자는 시간대도 중요한데, 같은 8시간이라도 오후 11시에 자서 아침 7시 일어나는 것과 오후 2시에 잠자리에 들어 아침 10시에 일어나는 것은 피로해소의 정도가 전혀 다르다. 생체 리듬에 맞춘 시간에 잠을 자면 대사효소도 보존할 수 있어서 일찍 자고 일찍 일어나는 것이 훨씬 효과가 좋다.

한밤중까지 시간에 쫓겨 지내는 현대인들의 생활 패턴을 고려해본다면 늦어도 밤 12시 이전에 자는 사람들이 그렇지 않은 사람들보다 건강하게 오래 살 가능성이 크다.

하루 1만보를 걸으면 면역력이 높아진다

적당한 운동이 건강과 밀접한 관련이 있다는 사실은 이미 널리 알려져 있다. 그런데 실제로 실천하는 사람이 얼마나 될까? 아마도 머릿속으로는 운동의 필요성을 절실하게 느끼면서도 게으름을 피우는 사람이 대부분일 것이다.

그런 사람에게 권하는 가장 좋은 운동은 걷기다. 대사도 높이고 온몸의 근육을 균형적으로 잘 사용하는 밀킹 액션(Milking action, 소젖을 짜듯이 근육을 조였다 풀었다 하면서 혈액순환을 시키는 것)이 이루어져 당이나 지방을 연소시켜 비만을 막고 호흡기능이나 생활습관성 질환을 개선하는 데 기여한다. 또한 양질의 깊은 수면을 가능하도록 적당한 피로를 안겨주는 것도 걷기의 큰 이점이다. 하루 30분 걷기가 암의 발병률을 절반으로 낮춘다는 연구 결과도 있다.

밀킹 액션이란 다리의 근육이 이완이나 수축을 반복하는 운동을 가리킨다. 근육이 혈관을 압박하고 심장에 혈액이 원활하게 돌아오도록 하는 펌프작용이다. 걷기로 혈액순환을 개선하고 노폐물을 배설하도록 하면 면역력을 높일 수 있다.

하루 1만보, 가능하면 한 시간 이상 걷는 것이 이상적이다. 처음에는 짧은 시간이라도 좋으니 꾸준히 해보자. 걷기 요령은 3미터 앞쪽을 보면서 빠른 걸음으로 걷는 것이다. 걷기 위한 시간을 확보하지 못한다면 출퇴근 시간에 한 정거장 정도 걷고 에스컬레이터를 사용하지 말고 계단을 오르내리는 것만으로도 충분히 효과를 볼 수 있다.

최근에는 비타민 D가 암을 억제하는 효과가 있다고 하여 주목받고 있다. 비타민 D는 식사로 섭취하기보다 일광욕에 의해서 활성화되는 성질이 있다. 이것은 당뇨병이나 고혈압도 예방해준다. 따라서 반드시 햇볕을 쬐면서 걸으면 좋다.

인간의 몸 중에서 사용하지 않는 장기나 기관은 위축되는 성질이 있다. 반대로 많이 사용할수록 근육이 붙고 발달한다. 그렇다고 해서 보디빌더처럼 근육을 발달시킬 필요는 없다. 오히려 격렬한 운동은 체내 활성산소를 증가시켜 건강에 해로울 수 있다. 적당한 운동으로 건강한 몸을 만들자.

족욕이나 반신욕으로 체온을 높여라

최근 저체온인 사람이 증가하고 있다. 추운 겨울은 물론이고 여름에도 에어컨의 지나친 사용으로 인해 몸이 차가운 사람이 많아진 것이다.

평균체온이 35도밖에 되지 않는 사람은 저체온 상태다. 통상 건강한 사람의 평균체온은 36.2~36.7도다. 아기의 평균체온은 37도인데, 활력과 에너지로 가득하다는 증거로 받아들여야 한다.

저체온인 사람은 대사가 나쁘고 면역력도 저하되어 있다. 체온이 1도 내려가면 효소의 힘은 50퍼센트 이상 뚝 떨어지고 면역력은 37퍼센트나 낮아진다. 결국 대사 능력도 나빠진다. 암세포도 35도로 체온이 떨어지면 활발해진다. 그래서 일상생활에서 체온을 높일 수 있는 방법을 고민해야 한다.

취침 중에도 체온을 조금 높이면 면역력이 올라간다. 사람은 잠들 때 일시적으로 체온이 떨어지지만 이것은 뇌 내에 있는 멜라닌이라는 물질이 신체 내부의 체온을 끌어내려 수면을 유도하기 때문이다. 따라서 평균체온이 36.5도 정도인 사람이라도 잠이 들면 몸속 체온은 35도까지 단숨에 떨어질 수 있다. 물론 우리 몸이 다시 체온을 끌어올릴 수 있다.

발아래에 따뜻한 물을 담은 찜질기를 두면 좋은데 잠들기 전에 족욕이나 반신욕을 하여 몸속까지 따뜻하게 해두면 보다 효과적이다. 자다가 흠뻑 땀을 흘리면 독소도 배출되는 데다 혈액순환도 좋아져 대사도 높아진다.

천연 라돈온천이나 암반욕도 몸에 부담을 주지 않고 땀을 흘릴 수 있는 좋은 방법이다.

• **족욕**

어깨 결림이나 두통, 요통처럼 몸의 통증에 효과적이다. 하반신을 데웠다 식히는 것으로 교감신경이 자극을 받아 대사가 더욱 좋아진다.

1. 욕조에 뜨거운 물을 받고(43~44도) 소금이나 소다를 각각 2~4큰술 정도 넣고 잘 섞는다.
2. 하반신의 옷을 벗고 상반신은 냉증 방지와 땀을 흘리기 위한 목적으로 두껍게 옷을 입는다. 긴팔 티셔츠 위에 방

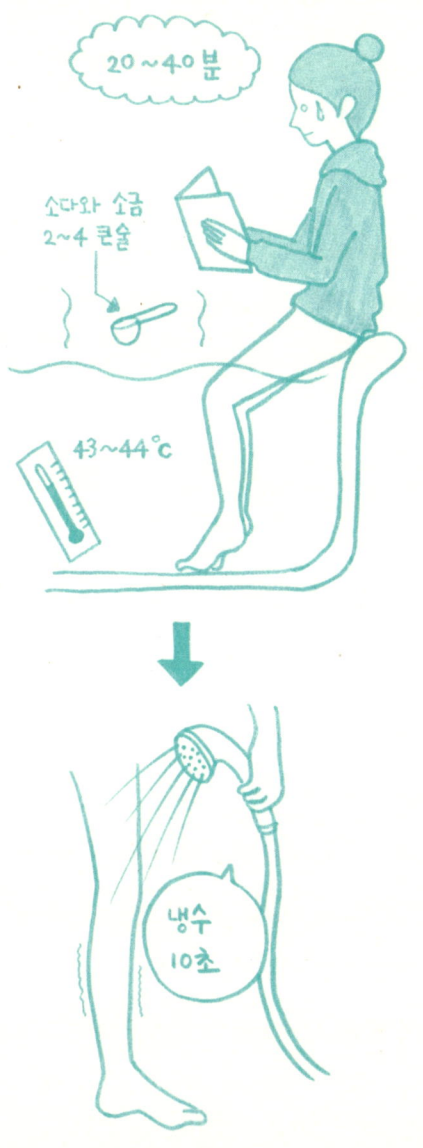

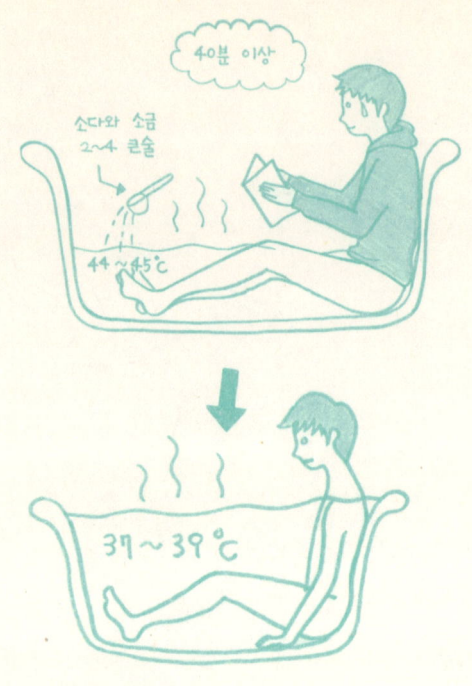

한재킷을 입으면 좋다.

3. 허벅지까지 뜨거운 물에 담그고 20~40분 정도 따뜻하게 한다. 뜨거운 물의 온도가 43~44도를 유지하도록 식기 전에 더운 물을 추가한다.

4. 충분히 땀을 흘렸다면 욕조에서 나와 허벅지부터 아래로

찬물 샤워를 10초 정도 한다.

• 반신욕

반신욕은 암이나 난치병 같은 질병에도 효과적이다. 평소 샤워만 해왔다면 이제부터는 욕조에서 몸을 따뜻하게 데우자.

1. 욕조에 뜨거운 물을 받고(44~45도) 소금이나 소다를 각각 2~4큰술 정도 넣고 잘 섞는다.
2. 하반신의 옷을 벗고 상반신은 냉증 방지와 땀을 흘리기 위한 목적으로 두껍게 옷을 입는다. 긴팔 티셔츠 위에 방한재킷을 입으면 좋다.
3. 물을 충분히 마시고 나서 뜨거운 욕조에 들어간다. 배꼽까지 하반신을 더운 물에 담그고 40분 이상 따뜻하게 몸을 데운다. 뜨거운 물의 온도는 44~45도를 유지하도록 뜨거운 물을 더 붓는다.
4. 충분히 몸이 데워졌다면 찬물을 부어 물의 온도를 37~39도 낮춘다. 그리고 옷을 벗고 온몸을 물에 담그고 천천히 데운다.

효소 단식으로 면역력을 높여라

면역력을 강화하기 위한 방법 중 하나는 단식이다. 단식이라고 하면 엄두를 내지 못하는 사람도 있을지 모른다. 그러나 단식으로 얻을 수 있는 이점은 그 수를 헤아릴 수 없을 만큼 많다. 먹지 않으면 장을 쉬게 할 수 있고, 모든 장기의 독소도 빠져 기능이 개선된다. 소화에 효소가 쓰이지 않기 때문에 대사가 활성화되고 세포의 재생능력은 현저히 개선되며 혈액도 깨끗해진다. 장벽에 들러붙어 있던 노폐물도 제거되고 체내 독소가 말끔히 배출된다. 장내에는 유익균이 되살아나고 장관 면역이 단숨에 활성화되어 면역력이 높아진다.

프랑스 영양학학회가 '단식은 메스가 필요하지 않은 수술'이라 말할 정도로 질병의 치료법으로 높게 평가하는 이유도 여기에 있다. 한 달 동안 일정 기간 '단식'을 실천해보는 것도 좋지 않을까? 정기적으로 단식을 실천하면 효과는 커진다.

단식을 한 번도 해본 적이 없는 초보자에게는 '반나절 단식코스', '하루 단식코스', 그리고 본격적으로 단식을 하고 싶은 사람에게는 '2일 + 반나절 단식코스'를 추천한다. 단, 집에서

하는 단식은 한 달에 사흘을 넘지 않는 것이 좋다. 또 자기 나름으로 변형하는 것이 아니라 여기서 소개한 방법을 따르도록 해야 한다. 장기간의 단식은 의사의 도움이 필요하다. 단식을 실천할 때는 주의사항도 반드시 읽고 지켜야 한다.

- 물을 충분히 섭취한다

  미네랄워터 같은 양질의 물을 충분히 마신다. 수분을 충분히 섭취하면 대사가 원활해지고 체내의 독소가 땀이나 소변, 대변을 통해서 쉽게 배출된다.

- 단식 전날과 단식 후의 식사는 주의해야 한다

  단식하기 전날의 저녁식사는 양을 줄이고 가능한 한 효소가 많은 신선한 채소나 과일을 중심으로 한다. 단식이 끝난 후 두 끼도 가열조리 음식을 피하고 신선한 채소나 샐러드, 과일을 이용한 주스, 갈아낸 채소 등 소화가 잘되고 위장에 부담이 되지 않은 것으로 한다. 그리고 조금씩 원래의 식사로 돌아온다.

- 호전반응이 나타나기도 한다

  두통이나 구토, 설사, 식욕부진이 나타나기도 하는데, 이것은 몸이 좋아지는 증상인 호전반응이다. 일시적인 경우가 대부분이며 차츰 증상이 나아지므로 너무 걱정하지 않아도 된다.

반나절 단식 코스

아침식사를 한 번 거르기만 해도 단식이다. 반나절이라도 몸이 가벼워지고 변통도 좋아지는 것을 실감할 수 있다. 전날 밤 7시까지 저녁식사를 끝마치고 다음날 점심식사까지 아무것도 먹지 않으면 총 17시간 단식하게 된다. 반나절 동안 아무것도 먹지 않는 것으로 위장이 쉬고 소화효소의 낭비도 억제할 수 있다.

하루 단식 코스

하루 동안만 다음에 소개한 코스대로 단식한다. 강판에 간 채소나 피로 개선 효과가 높은 구연산이 풍부한 매실장아찌(우메보시)만으로 24시간 동안 지내면 된다. 그러면 지친 위장도 휴식을 취하고 체내의 독소도 말끔히 배출된다. 이때 하루 10잔 이상의 좋은 물을 마셔야 한다.

하루 단식 코스는 다음과 같이 5가지 방법이 있다.

1 채소 갈아 먹기

아침 · 점심 · 저녁 세 끼 모두 무(약 8센티미터), 당근(1/2개), 생강(약 3센티미터)을 간 다음 드레싱을 뿌려 먹는다(드레싱은 간장 약간, 식초 약간, 아마유 1작은술, 유채씨유 1작은술을 섞어 만든다(취향에 따라 된장을 조금 추가해도 좋다).

*채소 간 것에 익숙해질 때까지 강한 공복감을 느낄지도 모르지만, 갈아 먹는 채소의 효능으로 몸 상태가 분명히 개선되는 것을 실감할 수 있다.

2 채소 갈아 먹기 + 매실장아찌

아침에는 무(약 8센티미터), 당근(2분의 1개), 생강(약 3센티미터)을 갈아서 여기에 드레싱을 뿌려서 먹는다. 드레싱을 만드는 방법은 바로 위와 동일하다.

점심 · 저녁은 매실장아찌 한 개를 먹는다.

3 과일과 신선한 채소

아침에는 과일을 1~2종류(감 1개, 사과 반 개 정도)와 신선한 채소 1~2종류(토마토 1개, 상추 1장, 오이 1개 정도)를 먹는다. 신선한 채소에는 드레싱(185쪽 참조)을 뿌린다.

점심에는 매실장아찌 1개를 먹는다.

저녁은 아침식사와 같다(채소의 종류를 바꾸면 좋다).

*과일에는 적당한 단맛과 충분한 수분이 있기 때문에 식후 포만감이 든다. 효소 단식을 위한 영양보급에도 최적이다.

4 과일이나 신선한 채소 & 중탕

아침은 잡곡 미음에 소금을 넣고 매실장아찌를 한 개 얹는다. 잡곡 미음은 잡곡 180cc에 조나 피 2작은술을 넣고 물 2리터를 부은 다음 50~60분간 끓여 위쪽의 맑은 부분만 먹는다. 잡곡 미음 한 그릇과 과일 1종류를 먹는다.

점심은 매실장아찌 1개를 먹는다.

저녁은 잡곡 미음 한 그릇과 신선한 채소 2~3종류(상추 1~2장, 토마토 1~2개, 셀러리 1개)를 먹는다. 신선한 채소에는 드레싱을 뿌려 먹는다.

5 매실장아찌

아침 · 점심 · 저녁 세 끼 모두 매실장아찌 1개를 먹는다.

2일 + 반나절 단식 코스

 평일에는 일로 바쁘더라도 주말을 이용하여 체내 독소를 배출할 수 있는 효소 단식이라면 얼마든지 생활에 적용할 수 있다. 먼저 하루 단식코스 중에서 마음에 드는 것을 선택해 도전해보자. 금요일 밤부터 월요일 아침까지 실시하면 총 2일 + 반나절 단식코스가 된다. 한 달에 27~28일은 보통 식사를 하고 1번 '2일 + 반나절 단식코스'를 한 번 쯤 도전해보길 바란다. 이때도 매일 좋은 물을 10잔 이상 마셔야 한다.

담배와 술은 효소를 낭비한다

이미 많은 사람들이 알고 있는 담배나 술의 폐해 역시 효소의 낭비라는 관점에서 살펴볼 수 있다. 사람들은 그저 담배와 술이 몸에 해롭다고만 생각하지 왜 그런지에 대해 제대로 알려고 하지 않는다.

먼저 담배부터 설명해보자. 담배에는 염증을 일으키는 맹독성 물질이 300종 이상 들어 있다. 담배를 피우면 혈액 속의 백혈구가 담배의 독소를 먹어치우는데, 그 사체에서는 활성산소가 발생한다. 활성산소는 피부의 기미나 주름을 만드는 원인이 되는데, 건강에도 악영향을 미친다. 담배를 피우는 사람은 피우지 않는 사람에 비하여 폐암에 걸릴 확률이 2~4배나 높다. 또한 담배에 포함된 니코틴은 혈관을 수축시키고 혈액순환을 악화시킨다.

술은 담배와는 다르다. 소량의 술이라면 건강에 도움이 된다는 이야기도 있을 만큼 적당히 마시면 건강에 좋다. 하지만 적정량을 넘어서면 문제가 된다. 과음하면 확실히 효소의 낭비가 초래되고 대사를 방해한다.

술에 들어 있는 독성은 알코올에서 생산된 아세트알데히드다. 체내에는 어느 정도 그것을 분해하는 효소가 있지만, 그 능력에는 한계가 있다. 사람에 따라 차이가 있지만, 평균적으로 체중 60킬로그램의 사람이라면 1시간에 7그램 정도의 아세트알데히드를 분해할 수 있다. 그러나 7그램이라면 사케(일본 정종)의 1잔(50cc) 정도이거나 맥주의 경우 큰 병의 3분의 1 정도로 소량이다. 맥주 큰 병 하나를 마신다면 아세트알데히드를 분해하는 데 무려 약 3시간이 걸린다.

효소의 낭비를 막고 면역력을 높이기 위해서 과음은 금물이다. 마셔도 하루 2잔 정도, 그리고 술을 마신 다음에는 이틀 이상 금주를 해야 한다.

활성산소의 작용을 억제하는 수소

수소란 무엇일까? 조금 어려운 문제일지 모르지만 이 우주에서 가장 작고 가볍고, 그리고 많은 원소가 수소다. 우리의 체내에서 수소는 산소나 질소보다 훨씬 많이 존재하며 3분의 2 정도 차지하고 있다.

그런 수소가 몸속에서 '생물이 살아가기 위한 에너지'를 만들어내고 있다. 우리가 호흡하고 음식물을 먹는 것은 세포를 살리기 위해서다. 그 세포의 에너지를 만드는 것은 수소다.

또한 수소는 면역력을 저하시키는 최대의 적이자 활성산소의 일종인 히드록실라디칼(hydroxyl radical)을 효율적으로 제거할 수 있는 가장 작은 항산화물질이기도 하다. 효소나 비타민, 미네랄, 피토케미컬도 활성산소를 제거할 수 있지만, 수소는 더욱 놀라운 힘을 가지고 있다는 사실이 최근 밝혀졌다.

수소는 원자번호 1, 가장 작은 원소이기 때문에 세포든 미토콘드리아든 뇌의 깊은 곳이든 문제없이 들어가 활성산소를 제거할 수 있다. 특히 효소와 한데 어울리면 시너지 효과를 높여 세포의 대사를 촉진하며 대사효소를 활성화시키고 끈적끈적한 피도 깨끗하게 만들어준다.

이 외에도 수소는 꽃가루를 이물질로 간주하여 발생하는 IgE항체의 폭주를 억제하여 꽃가루 알레르기를 제어하고 체내의 지방대사를 활성화시키기 때문에 다이어트에도 효과적이다. 게다가 장내 환경을 개선할 수 있다면 면역력은 단숨에 강화될 수 있다.

수소는 음식물을 통해 섭취할 수 없지만, 최근에 질 좋은 건강보조식품이 등장했다. 흥미 있는 사람은 도전해보자. 효소와 수소, 그리고 장내 환경이 개선되면 면역력은 최강이 된다.

부정적 감정은 빨리 해소하라

인간이 정신적인 스트레스를 받으면 면역세포는 몇 분 만에 힘을 잃는다. 그렇다면 어떤 감정 상태가 우리 건강에 특히 해로울까? 여기에 언급한 스트레스 중에서도 더욱 몸에 좋지 않은 것은 무엇일까?

1. 분노
2. 우울
3. 불안
4. 증오
5. 슬픔

정답은 2, 3, 5이다. 얼핏 보면 1의 분노나 4의 증오는 극단적인 감정 상태로 건강에도 해로울 것이라고 생각할지 모른다. 그러나 이런 감정들은 밖으로 발산되는 힘이다.

이와 달리 우울이나 불안, 그리고 슬픔은 자신의 안에 담겨 있는 감정이다. 밖으로 표출되지 않고 마음속에 남아 계속 괴롭힌다. 마음속에 남아 있는 이런 부정적 감정들은 면역세포의 힘을 약화시킬 만큼 충분히 강한 힘을 지니고 있다.

물론 부정적 감정은 어떤 것이든 우리의 건강에 도움이 되지 않는다. 활성산소도 많이 배출하고 효소의 낭비도 초래할 수 있기 때문이다.

만일 부정적 감정에 지배당하는 상황에 처한다면 그런 감정에 계속 휩싸이지 말고 다른 긍정적 생각으로 대체할 수 있도록 노력해야 한다. 마음이 치유되는 음악을 듣고 친구와 만나 수다를 떨거나 취미활동에 몰두하고 자연 속을 산책하는 것도 기분전환을 하는 데 좋은 계기가 될 것이다.

마음에 쌓이는 부정적인 감정은 면역력을 떨어뜨린다는 사실을 잊지 말고 그런 감정에 사로잡히면 빨리 발산하자.

맺음말

현재 일본은 생활습관성 질환의 대국이 되어버렸다. 암, 당뇨병, 치매, 심장병, 고혈압 환자가 급격하게 증가했고 1950년대에는 듣지도 보지도 못한 다양한 질병들이 현대인들을 괴롭히고 있다. 암은 7배, 당뇨병은 40배, 치매는 10배, 심장병은 3~4배나 증가했다. 크론병은 예전에는 없던 것인데 2004년에는 그 환자 수가 무려 23,188명에 이른다. 그 외의 난치병이나 희귀병 발병률도 계속 치솟고 있다. 대체 왜 이런 비극이 벌어진 것일까?

그 원인은 명백하다. 단연코 식생활의 변화 때문이다. 1965년과 2005년의 식사 내용을 비교하면 고기는 6~7배, 달걀은 2~3배, 우유는 5~6배, 가공식품은 12배, 설탕은 10배, 유지는

5배, 리놀산유지는 4배, 빵은 2~3배로 섭취량이 증가했다. 반대로 쌀과 감자의 섭취량은 3분의 1, 채소의 섭취량은 3분의 2 수준으로 크게 감소했다. 지금은 더 나빠졌을 것이 분명하다. 요컨대 서구화된 식사가 문제다.

　병은 식생활의 변화와 깊은 상관관계가 있다. 특히 비타민, 미네랄, 피토케미컬, 식이섬유의 섭취량 감소가 두드러진다. 그러나 내가 조사한 결과, 이것들 이상으로 효소의 섭취 부족도 중요한 원인이다. 결국 신선한 채소나 과일이 부족한 것이 문제다! 물론 비타민, 미네랄, 피토케미컬, 식이섬유 섭취는 많을수록 좋다. 이것들은 몸의 회복과 균형을 바로잡아주는 영양소이기 때문이다.

　그러나 이 책에서 수없이 반복해서 말했듯이 생식하는 것이 아니면, 건강의 회복, 균형 잡힌 영양소는 기대할 수 없다. 미국의 동물원 사례는 고전적인 일화다. 비타민, 미네랄을 아무리 보충해도 효과가 없었지만 생식으로 먹이를 바꾸자 모든 동물들이 건강해졌다.

　'나는 채소를 좋아해서 채소 중심의 식생활을 해왔는데, 왜 암에 걸린 것일까요?'라고 묻는 환자들이 무척 많다. 자세히 이야기를 들어보면 채소를 모두 가열 조리하여 먹었다. 신선한 채소에만 존재하는 효소의 힘을 완전히 앗아가는 것이 가열 조리다. 아무리 채소를 먹어도 가열한 것이라면 효소의 활약을 기대할 수 없다.

나는 이런 환자를 수없이 보아왔다. 비타민, 미네랄, 피토케미컬은 대단히 중요한 영양소이지만, 신선한 채소가 아니고서는 이것들은 힘을 발휘할 수 없다. 살아 있는 효소가 있기에 비로소 이들 영양소는 위력을 발휘한다는 점을 잊지 마라.

이 책은 그런 신선한 채소의 힘을 이해할 수 있도록 정리한 것이다. 앞서 머리말에서도 이야기했듯이 효소에 대해 처음으로 소개하는 내용도 있다. 이것을 실천하여 여러분이 더욱 건강하고 멋진 인생을 살아가길 바란다.

_ 츠루미 다카후미

지은이
츠루미 다카후미

츠루미 클리닉 원장. 1948년 출생. 가나자와 의과대학 졸업 후, 하마마쓰 의과대학에서 근무했다. 대대로 의사 집안으로 아버지의 영향을 받고 의사의 길을 걸었다. 동양의학이나 침구에 대한 공부를 하고 서양의학의 장점을 융합시킨 의료를 실천하고 있다. 효소영양학과 단식, 수소를 혼합한 독자적인 대체의료로 난치성 질환의 치료에 힘을 쏟아 많은 환자의 생명을 구해내기도 했다. 효소영양학에 관한 저서가 다수 있다.

레시피 제공
마쓰자키 미사

(주) 일본 내추럴뷰티스트협회·이사장 겸 '블루밍 로터스 스튜디오(http://boominglotus.jp/) 대표. 늘 생활에 자연을 더하는 생각으로 도쿄 롯폰기에서 요가와 필라테스, 로푸드 교실 등을 운영하고 있다.

옮긴이
박재현

상명대 일어일문학과를 졸업하고 일본으로 건너가 일본외국어전문학교 일한 통·번역학과를 졸업했다. 이후 일본도서 저작권 에이전트로 일했으며, 현재는 출판기획 및 전문 번역가로 활동 중이다. 역서로는 《머리 청소 마음 청소》,《이성의 한계》,《하루 시간 사고법》,《장이 살아야 내 몸이 산다》,《혈관이 살아야 내 몸이 산다》,《니체의 말》,《불안한 원숭이는 왜 물건을 사지 않는가》,《하루에 한 번 마음 돌아보기》외에도 소설《만사 오케이》,《긴 집의 살인》,《흰 집의 살인》,《움직이는 집의 살인》,《회오리바람식당의 밤》등이 있다.

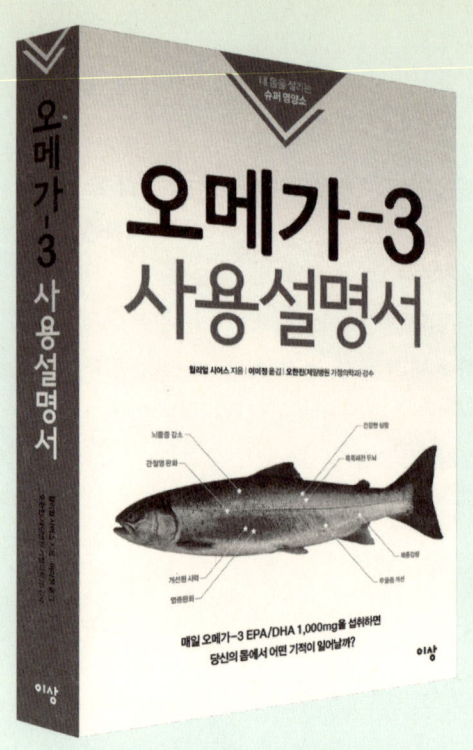

건강관리 분야의 세계적 권위자
윌리엄 시어스 박사의 오메가-3 예찬론
매일 오메가-3 1,000mg을 섭취하면
당신의 몸에서 어떤 기적이 일어날까?

건강관리 분야에서 전 세계적으로 가장 신뢰받고 있는 윌리엄 시어스 박사가 슈퍼 영양소 오메가-3의 효능과 가장 효과적인 섭취 방법을 소개한다. 이 책은 지금까지 수많은 전문가들이 오메가-3에 대해 연구한 결과를 낱낱이 분석하여 독자들의 눈높이에서 풀어냈다. 오메가-3는 우리 몸에서 매우 중요하면서도 대체 불가능한 역할을 수행한다. 이 마법 같은 영양소 하나를 식단에 포함시키면 어떤 효과가 나타날까? 심장과 혈관을 건강하게 하고 피부에 탄력을 더하며, 면역력을 강화하고, 염증을 완화한다. 시력을 개선하고 두뇌를 더욱 똑똑하게 하며 체중감량에도 중요한 역할을 하며 정서 안정에도 도움이 된다.

윌리엄 시어스 지음 | 오한진(제일병원 가정의학과) 감수 | 값 14,800원 | 312쪽
출간일 : 2013년 2월 20일